老年人个性化需求系列教材

本教材适用于高技能人才培训基地康养高技能人才培养

U0241252

失能老年人照护

SHINENG LAONIANREN ZHAOHU

总主编◎田奇恒

主　编◎李　莉

重庆大学出版社

图书在版编目（CIP）数据

失能老年人照护 / 李莉主编–– 重庆 : 重庆大学
出版社, 2023.10
老年人个性化需求系列教材
ISBN 978-7-5689-4118-1

Ⅰ.①失… Ⅱ.①李… Ⅲ.①老年人－护理－教材
Ⅳ.①R473
中国国家版本馆CIP数据核字（2023）第150427号

失能老年人照护

SHINENG LAONIANREN ZHAOHU

主　编：李　莉

策划编辑：胡　斌　张羽欣

责任编辑：胡　斌　　版式设计：张羽欣

责任校对：刘志刚　　责任印刷：张　策

*

重庆大学出版社出版发行

出版人：陈晓阳

社址：重庆市沙坪坝区大学城西路21号

邮编：401331

电话：（023）88617190　88617185（中小学）

传真：（023）88617186　88617166

网址：http://www.cqup.com.cn

邮箱：fxk@cqup.com.cn（营销中心）

全国新华书店经销

重庆愚人科技有限公司印刷

*

开本：787mm×1092mm　1/16　印张：14　字数：317千
2023年10月第1版　2023年10月第1次印刷
ISBN 978-7-5689-4118-1　定价：58.00元

"老年人个性化需求系列教材" 编委会

总　序

　　我很荣幸为本套"老年人个性化需求系列教材"写序言。这是一套创新性的活页式教材，旨在为老年照护服务提供全方位的指导和支持。本套教材的编写，紧密结合了党的二十大报告和国家"十四五"规划提出的实施积极应对人口老龄化国家战略的要求，充分参考国内外相关资料，密切结合行业特色，力求做到科学、权威、实用。

　　人口老龄化是当今世界面临的重大挑战之一，也是中国社会发展的重要课题。中国人口老龄化的特点是规模大、程度深、速度快，给经济社会带来了巨大的压力和影响。如何动员全社会力量，实现健康老龄化，事关国家发展全局，也事关亿万百姓福祉。老年照护服务是应对人口老龄化的重要内容，也是保障老年人基本权益和尊严的必要条件。老年照护服务不仅涉及自理、失能、失智等不同类型的老年人，还涉及介助、安宁等不同阶段的照护需求，同时需要有适合的辅助器具和设备。因此，老年照护服务既需要有专业的知识和技能，也需要有规范的标准和流程。

　　本套教材正是基于这样的背景和需求而编写的，采用活页形式，涵盖自理老年人照护、介助照护、失智老年人照护、失能老年人照护、安宁照护、现代养老辅助器具的选择与应用六大专业模块的关键技能点针对老年人生命周期进行教学资源开发每个模块都包含理论知识、操作技能、案例分析、评估测试等内容，既有理论指导，又有实践操作，既有基础知识，又有前沿动态。本套教材不仅提供了最新的知识和技术，还按照国家标准形成了标准化操作流程，有助于促进"岗课赛证"一体化建设。这将有助于提高从业人员的水平和素质，为老年人提供高质量、全面、温馨的照护服务。

  我相信本套教材将为您提供有价值的知识,帮助您更好地了解老年照护服务。最后,我要感谢本套教材的编委团队,他们的辛勤工作和专业知识使这套教材变得如此丰富和实用。我也要感谢您选择了本套教材,希望您能从中受益,并为推动我国老年照护服务事业作出贡献。

中国社会福利与养老服务协会副会长

重庆市养老服务协会会长

2023 年 7 月

前　言

截至 2021 年末，我国 60 周岁及以上的老年人口约 2.67 亿，占总人口的 18.9%；其中，失能老年人的人数超过 4200 万，意味着我国每 6 位老年人中，就有 1 位老年人生活不能自理。

失能老年人是指由于年老、疾病、伤残等原因，导致吃饭、洗澡、穿衣、上厕所、控制大小便、室内活动等日常生活活动不能自理，必须由他人协助或者完全依赖他人的协助才能完成日常生活活动的老年人。失能老年人的照护难度大，专业性强，目前我国针对失能老年人的专业照护人才非常稀缺。《"十四五"国家老龄事业发展和养老服务体系规划》指出：加强养老服务人才队伍建设，拓宽人才培养途径，持续推进养老服务领域职业教育教材等教学资源建设。

本教材是针对失能老年人照护的专业实践类教材，既可以作为职业院校养老服务相关专业的教材，也可以用于养老企业员工的培训。教材内容根据失能老年人的照护服务需求，立足老年照护工作人员岗位要求，包括综合评估、功能促进、清洁照护、饮食照护、排泄照护、睡眠照护、医疗护理协助等 7 个工作模块，28 项核心技能。教材内容着重实操性，以工作任务为导向，每项任务有操作流程和步骤以及操作评价。

本教材模块 1 和模块 4 由重庆市巴南区人民医院吴馀编写，模块 2 由重庆城市管理职业学院李莉编写，模块 3 由重庆城市管理职业学院张莉莉编写，模块 5 和模块 6 由重庆市护士学校潘璐编写，模块 7 由重庆城市管理职业学院汪琼编写。在此，对各位编委在成稿过程中付出的辛勤劳动表示衷心的感谢！

新编教材难免存在缺陷和不足，甚至不妥之处，恳请使用教材的广大师生、读者和服务从业人员批评、指正

主编

2023 年 7 月

目 录

模块 1：综合评估

【模块描述】

由于身体运动、感觉功能持续下降，失能老年人逐渐丧失工作及生活自理能力，严重影响其生活质量。综合评估可以了解判断失能老年人的功能受损程度、自理能力以及安全风险等问题，是为失能老年人提供照护的前提条件。本模块介绍了老年人日常生活活动能力、肌力与关节活动能力、跌倒风险评估等内容。

【学习目标】

掌握

（1）老年人日常生活活动能力评估的方法。

（2）老年人跌倒风险评估的方法。

熟悉

（1）老年人肌力评估的方法。

（2）老年人关节活动能力的评估方法。

了解

（1）老年人日常生活活动能力的评估工具。

（2）老年人跌倒风险评估的评估工具。

教学视频

技能 1
日常生活活动能力评估（SN-1）

【技能目标】

知识目标

（1）掌握老年人进食、洗澡、修饰、穿衣等能力评估知识。

（2）掌握老年人如厕、大（小）便控制等能力评估知识。

（3）掌握老年人床椅转移、平地行走、上下楼梯等能力评估知识。

（4）熟悉老年人日常生活活动能力评估指标评定、赋分相关知识和注意事项。

能力目标

（1）能评定老年人进食、洗澡、修饰、穿衣等能力。

（2）能评定老年人如厕、大（小）便控制等能力。

（3）能评定老年人床椅转移、平地行走、上下楼梯等能力。

（4）能依据评估指标准确计算评定结果得分，分析、确定评估对象的日常生活活动能力等级。

素质目标

（1）在评估过程中体现人文关怀。

（2）在评估过程中保护老年人安全。

【相关知识】

一、老年人能力评估指标

对于需要接受养老服务的老年人，需要进行老年人能力评估，包括日常生活活动、精神状态、感知觉与沟通、社会参与等四个方面（表 1-1-1）。

表 1-1-1 老年人能力评估指标

一级指标	二级指标
日常生活活动	进食、洗澡、修饰、穿衣、大便控制、小便控制、如厕、床椅转移、平地行走、上下楼梯
精神状态	认知功能、攻击行为、抑郁症状
感知觉与沟通	意识水平、视力、听力、沟通交流
社会参与	生活能力、工作能力、时间 / 空间定向、人物定向、社会交往能力

二、日常生活活动能力评估

日常生活活动能力指个体为独立生活而每天必须反复进行的、最基本的、具有共同性的身体动作群，即进行衣、食、住、行、个人卫生等日常活动的基本动作和技巧（表1-1-2）。

表1-1-2　日常生活活动能力评估表

B.2.1 进食 指用餐具将食物由容器送到口中、咀嚼、吞咽等过程	10分，可独立进食（在合理的时间内独立进食准备好的食物）
	5分，需部分帮助（进食过程中需要一定帮助，如协助把持餐具）
	0分，需极大帮助或完全依赖他人，或有留置胃管
B.2.2 洗澡	5分，准备好洗澡水后，可自己独立完成洗澡过程
	0分，在洗澡过程中需他人帮助
B.2.3 修饰 指洗脸、刷牙、梳头、刮脸等	5分，可自己独立完成
	0分，需他人帮助
B.2.4 穿衣 指穿脱衣服、系扣、拉拉链、穿脱鞋袜、系鞋带	10分，可独立完成
	5分，需部分帮助（能自己穿脱，但需他人帮助整理衣物、系扣/鞋带、拉拉链）
	0分，需极大帮助或完全依赖他人
B.2.5 大便控制	10分，可控制大便
	5分，偶尔失控（每周 <1 次），或需要他人提示
	0分，完全失控
B.2.6 小便控制	10分，可控制小便
	5分，偶尔失控（每天 <1 次，但每周 >1 次），或需要他人提示
	0分，完全失控，或留置导尿管
B.2.7 如厕 包括去厕所、解开衣裤、擦净、整理衣裤、冲水	10分，可独立完成
	5分，需部分帮助（需他人搀扶去厕所、需他人帮忙冲水或整理衣裤等）
	0分，需极大帮助或完全依赖他人
B.2.8 床椅转移	15分，可独立完成
	10分，需部分帮助（需他人搀扶或使用拐杖）
	5分，需极大帮助（较大程度上依赖他人搀扶和帮助）
	0分，完全依赖他人
B.2.9 平地行走	15分，可独立在平地上行走 45 m
	10分，需部分帮助（因肢体残疾、平衡能力差、过度虚弱、视力等问题，在一定程度上需他人的搀扶或使用拐杖、助行器等辅助用具）
	5分，需极大帮助（因肢体残疾、平衡能力差、过度虚弱、视力等问题，在较大程度上依赖他人搀扶，或坐在轮椅上自行移动）
	0分，完全依赖他人
B.2.10 上下楼梯	10分，可独立上下楼梯（连续上下 10~15 个台阶）
	5分，需部分帮助（需扶着楼梯、他人搀扶，或使用拐杖等）
	0分，需极大帮助或完全依赖他人
日常生活活动	分级：□级 0 能力完好：总分 100 分 1 轻度受损：总分 61~99 分 2 中度受损：总分 41~60 分 3 重度受损：总分 ≤ 40 分

【技能导入】

李爷爷，86岁，记忆力和听力明显下降，6个月前患脑梗死，左侧偏瘫，日常生活不能自理。在儿女的陪同下，准备入住某养老机构。请照护人员根据工作流程，对李爷爷进行日常生活活动能力评估。

【技能分析】

一、主要健康问题

（1）日常生活不能自理：与6个月前患脑梗死，左侧肢体偏瘫有关。

（2）记忆力和听力明显下降：与高龄、脑梗死有关。

二、制订评估方案

针对李爷爷的身体情况，为其制订日常生活活动能力评估方案。

三、需要注意的问题

制订评估方案时考虑到老年人的记忆力、听力下降的问题，思考可能对评估过程和结果的影响。

【技能实施】

一、操作流程

1. 工作准备

（1）环境准备：评估室内宽敞整洁，光线充足、温湿度适宜。

（2）照护员准备：服装整洁，洗净并温暖双手。

（3）物品准备：评估设施和用品齐全。

2. 沟通解释

（1）告知老年人和家属将要评估的内容、目的和配合要点，取得老年人和家属的配合。

（2）态度和蔼，语言亲切。

（3）了解老年人一般情况（如生命体征、意识及认知等）及配合程度。询问并提前帮助老年人解决饮水、大小便等需求。

3. 操作方法

（1）填写基本信息表。

（2）通过询问老年人及家属的方式评估老年人进食、洗澡、修饰、穿衣、如厕、大（小）便控制、床椅转移等能力。

（3）现场评估老年人平地行走、上下楼梯等能力。

4. 整理记录

（1）评估物品整理归位。

（2）洗手，依据评估指标准确计算评定结果得分，并记录。

二、操作注意事项

（1）评估流程合理、流畅、全面。

（2）与老年人和家属沟通有耐心，态度和蔼。

【实践思考】

（1）面对沟通交流有困难的老年人，如何采取相关措施，保证评估的顺利进行？

（2）为老年人进行评估的过程中有哪些安全风险？应该如何防范？

【技能工单】

技能名称	日常生活活动能力评估	学时		培训对象	
学生姓名		联系电话		操作成绩	
操作设备		操作时间		操作地点	
技能目的		1. 能评定老年人进食、洗澡、修饰、穿衣等能力。 2. 能评定老年人如厕、大(小)便控制等能力。 3. 能评定老年人床椅转移、平地行走、上下楼梯等能力。 4. 能依据评估指标准确计算评定结果得分,分析、确定评估对象的日常生活活动能力等级。			
技能实施	准备	1. 2. 3.			
	操作流程	1. 2. 3. 4. 5. 6. 7.			
	整理用物	1. 2.			
	自我评价				
教师评价					

【活页笔记】

技能名称	日常生活活动能力评估	姓名		学号	
实践要求	结合技能实施流程，开展实践练习。3人进行老年人日常生活活动能力评估的模拟操作，1人扮演老年人，1人扮演老年人家属，1人进行模拟评估并记录。完成后再交换角色实践练习。				
实践心得体会					
反思与改进					
教师评价					

教学视频

技能 2
肌力与关节活动能力评估（SN-2）

【技能目标】

知识目标

（1）掌握老年人肌力评估知识。

（2）掌握老年人关节活动能力评估知识。

（3）理解老年人身体活动能力评估的注意事项。

能力目标

（1）能评估老年人的肌力。

（2）能评估老年人的关节活动能力。

素质目标

（1）在评估过程中体现人文关怀。

（2）在评估过程中保护老年人安全。

【相关知识】

一、老年人肌力评估

1. 肌力的概念与分级

肌力是指肢体作随意运动时肌肉收缩的力量。肌力一般分为 6 个级别，0 级肌肉无收缩，关节无运动，完全性的瘫痪；1 级肌肉稍有收缩，但是不能够带动关节运动（可见肌肉轻微收缩）；2 级肌肉收缩能够带动关节活动，但是不能对抗肢体的重力（肢体能在床面平行移动）；3 级是能够对抗肢体的重力，但是不能够对抗阻力（肢体可以克服地心引力，能抬离床面）；4 级是能够部分对抗阻力，使关节产生活动，但是关节并不稳定（肢体能做对抗外界阻力的运动）；5 级肌力能够对抗阻力，肌力正常，关节稳定。

2. 肌力分级口诀

肌力分级"四个不"：一不动、二不抗、三不阻、四不全。一不动：不能产生动作；二不抗：不能对抗地心引力；三不阻：不能对抗阻力；四不全：能抗阻力，但不全面。

二、老年人关节活动能力评估

1. 脊柱活动能力

（1）颈椎活动范围：颈前屈 0°~45°，颈后伸 0°~45°，颈侧屈 0°~45°，颈旋转 0°~45°。

（2）胸和腰椎活动范围：脊柱前屈 0°~80°，脊柱侧屈 0°~40°，脊柱后伸 0°~30°，脊柱旋转 0°~45°。

2. 上肢关节活动能力

（1）肩关节：肩关节是全身活动范围最大的关节，分别可在三个面围绕三个运动轴进行屈伸、内收、外展、内旋、外旋运动。肩关节活动范围：肩关节前屈 0°~180°，肩关节后伸 0°~60°，肩关节外展 0°~180°，肩关节水平外展 0°~40°，肩关节水平内收 0°~130°，肩关节外展内旋 0°~70°，肩关节外展外旋 0°~90°。

（2）肘关节：肘关节可完成屈伸运动、前臂旋前、旋后运动。肘关节活动范围：肘关节伸展 - 屈曲 0°~135°/150°，前臂旋前 0°~80°/90°，前臂旋后 0°~80°/90°。

（3）腕关节：腕关节可行掌屈、背伸、尺偏、桡偏运动。腕关节活动范围：腕关节掌屈 0°~80°，腕关节背伸 0°~80°，腕关节尺偏 0°~30°，腕关节桡偏 0°~20°。

（4）手指关节。掌指关节活动范围：屈曲 0°~90°，过伸 0°~15°，外展 0°~15°，拇指掌指关节屈曲 0°~50°，拇指指间关节屈曲 0°~90°，拇指桡侧外展 0°~50°，拇指掌侧外展 0°~50°，拇指对指功能。

3. 下肢关节活动能力

（1）髋关节是人体最大的球凹形关节。可进行前屈、后伸、内收、外展、内外旋等运动。髋关节活动度：前屈 125°，后伸 15°，内收 35°，外展 45°，内外旋各 45°。

（2）膝关节是人体最复杂的关节。可进行屈伸运动，屈膝时轻度旋转运动。膝关节活动范围：膝关节屈 - 伸 0°~130°，内旋 0°~30°，外旋 0°~40°。

（3）踝关节活动度：跖屈 45°，背伸 45°，内翻 40°，外翻 40°。

三、老年人平衡能力评估

平衡能力主要分为三个级别进行评定，具体分级标准为：一级平衡，属静态平衡，被测试者在不需要帮助的情况下，能维持所要求的体位 30 秒以上。二级平衡，即自动态平衡，被测试者能维持所要求的体位，并能在一定范围内自主移动身体重心后仍能维持原来的体位。三级平衡，即他动态平衡，被测试者在受到外力干扰下，移动身体重心后仍能恢复和维持原来的体位。

【技能导入】

张爷爷，79 岁，目前和儿子居住在某小区 2 栋 301 房间，由夕阳红康养中心提供居家上门服务。张爷爷患有高血压、冠心病，1 年前患脑卒中，经医院治疗后回家康复，目前右侧肢体活动不灵，左侧肢体活动较好。今天照护人员在康复治疗师的指导下上门对张爷爷的肌力与关节活动能力进行评估。

【技能分析】

一、主要健康问题

（1）右侧肢体活动不灵：与 1 年前患脑卒中有关。

（2）跌倒风险：与右侧肢体活动不灵有关。

二、制订评估方案

针对张爷爷的身体情况，为其制订肌力与关节活动能力评估方案。

三、需要注意的问题

制订评估方案时考虑到老年人肢体活动的实际情况，避免评估过程中造成损伤。

【技能实施】

一、操作流程

1. 工作准备

（1）评估室内宽敞整洁，光线充足、温湿度适宜。

（2）服装整洁，洗净并温暖双手。

（3）评估设施和用品齐全。

2. 沟通解释

（1）告知老年人和家属将要评估的内容、目的和配合要点，取得老年人和家属的配合。

（2）态度和蔼，语言亲切。

（3）了解老年人一般情况（如生命体征、意识及认知等）及配合程度。询问并提前帮助老年人解决饮水、大小便等需求。

3. 操作方法

（1）评估健侧上肢肌力和关节活动能力。

（2）评估患侧上肢肌力和关节活动能力。

（3）评估健侧下肢肌力和关节活动能力。

（4）评估患侧下肢肌力和关节活动能力。

（5）评估老年人坐位平衡能力。

（6）评估老年人站立位平衡能力。

4.整理记录

（1）整理床单位。

（2）洗手，依据评估指标准确计算评定结果得分，并记录。

二、操作注意事项

（1）评估应在康复师的指导下进行。

（2）评估过程中不可使用暴力牵拉老年人肢体。

（3）评估过程中注意为老年人保暖。

（4）评估过程中注意保护老年人安全，避免坠床、跌倒。

【实践思考】

（1）如何判断老年人的肌力属于哪一级？

（2）为老年人进行身体活动能力评估的过程中，如何预防老年人肢体因过度牵拉导致的损害？

【技能工单】

技能名称	肌力与关节活动能力评估	学时		培训对象	
学生姓名		联系电话		操作成绩	
操作设备		操作时间		操作地点	
技能目的		1. 能评定老年人的肌力。 2. 能评定老年人的关节活动能力。 3. 能评定老年人的平衡能力。			
技能实施	准备	1. 2. 3.			
	操作流程	1. 2. 3. 4. 5. 6. 7.			
	整理用物	1. 2.			
	自我评价				
教师评价					

【活页笔记】

技能名称	肌力与关节活动能力评估	姓名		学号	
实践要求	结合技能实施流程，开展实践练习。2人进行肌力与关节活动能力评估的模拟操作，1人扮演老年人，1人进行模拟评估并记录。完成后再交换角色实践练习。				
实践心得体会					
反思与改进					
教师评价					

教学视频

技能 3
跌倒风险评估（SN-3）

【技能目标】

知识目标

（1）掌握老年人跌倒风险评估知识。

（2）掌握老年人平衡协调能力评估知识。

（3）理解老年人跌倒风险评估的注意事项。

能力目标

（1）能评估老年人的跌倒风险。

（2）能评估老年人的平衡能力。

素质目标

（1）在评估过程中体现人文关怀。

（2）在评估过程中保护老年人安全。

【相关知识】

一、跌倒概述

跌倒是指突发、不自主的、非故意的体位改变，倒在地上或更低的平面上。女性发生跌倒的概率明显高于男性（1.5∶1~2∶1），是因为老年女性活动少、肌力差、平衡受损、认知能力受损等因素比老年男性严重。

导致老年人跌倒的内在危险因素包括：生理因素，如步态稳定性和平衡能力下降、感觉能力下降、神经系统退化、运动系统衰退等；病理因素，如神经系统疾病、心脑血管疾病等；药物因素，如精神类药物、心血管药物等；心理因素，如抑郁、焦虑等。

二、老年人跌倒风险评估工具

Morse 跌倒风险评估表是常用的老年人跌倒风险评估工具。该表共包括 6 个项目，得分越高提示跌倒风险越大。总分 >45 分为跌倒高风险，25~45 分为跌倒中风险，<25 分为

跌倒低风险（表 1-3-1）。

表 1-3-1　Morse 跌倒风险评估表

项目项目	评分标准	得分
近三个月跌倒史	否 =0	
	是 =25	
超过一个医疗诊断（糖尿病、高血压、心脏病等）	否 =0	
	是 =15	
行走是否使用辅助器具	不需要 / 卧床休息 / 工作人员协助 =0	
	拐杖 / 手杖 / 助步器 =15	
	轮椅、平车 =30	
是否接受药物治疗	否 =0	
	是 =20	
步态 / 移动	正常或卧床不能自主移动 =0	
	双下肢虚弱无力 =10	
	残疾或功能障碍 =20	
认知状态	自主行为能力 =0	
	无控制能力 =15	
总分		
风险程度分级	1. 低风险：总分 0~24 分 2. 中风险：总分 25~45 分 3. 高风险：总分 >45 分	

【技能导入】

　　陈爷爷，88 岁，患原发性高血压 20 年，帕金森病 5 年，记忆力和听力明显下降，日常生活不能自理。1 年前在家跌倒一次，导致右髋部骨折，在儿女的陪同下，准备入住某养老机构。请照护人员根据工作流程，对陈爷爷进行跌倒风险的评估。

【技能分析】

一、主要健康问题

　　（1）有再次跌倒的风险：与右髋部骨折、帕金森病、高血压有关。

　　（2）记忆力和听力明显下降：与高龄、相关疾病有关。

二、制订评估方案

针对陈爷爷的身体情况，为其制订跌倒风险的评估方案。

三、需要注意的问题

制订评估方案时考虑老年人的记忆力、听力下降的问题，思考可能对评估过程和结果的影响。

【技能实施】

一、操作流程

1. 工作准备

（1）评估室内宽敞整洁，光线充足、温湿度适宜。

（2）服装整洁，洗净并温暖双手。

（3）评估设施和用品齐全。

2. 沟通解释

（1）告知老年人和家属将要评估的内容、目的和配合要点，取得老年人和家属的配合。

（2）态度和蔼，语言亲切。

（3）了解老年人一般情况（如生命体征、意识及认知等）及配合程度。询问并提前帮助老年人解决饮水、大小便等需求。

3. 操作方法

（1）填写基本信息表。

（2）根据 Morse 跌倒风险评估表的评估内容，询问老年人及家属。

（3）评估老年人坐位和站立位平衡能力。

4. 整理记录

（1）评估物品整理归位。

（2）洗手，依据评估指标准确计算评定结果得分，并记录。

二、操作注意事项

（1）评估流程合理、流畅、全面。

（2）与老年人和家属沟通有耐心，态度和蔼。

【实践思考】

（1）面对沟通交流有困难的老年人，如何采取相关措施，保证评估的顺利进行？

（2）为老年人进行评估的过程中有哪些安全风险？应该如何防范？

【技能工单】

技能名称	跌倒风险评估	学时		培训对象	
学生姓名		联系电话		操作成绩	
操作设备		操作时间		操作地点	
技能目的	1. 能根据评估量表评估老年人的跌倒风险。 2. 能评估老年人的坐位及站立位平衡能力。 3. 能依据评估指标准确计算评定结果得分, 确定风险等级。				
技能实施	准备	1. 2. 3.			
	操作流程	1. 2. 3. 4. 5. 6. 7.			
	整理用物	1. 2.			
	自我评价				
教师评价					

【活页笔记】

技能名称	跌倒风险评估	姓名		学号	
实践要求	结合技能实施流程，开展实践练习。3 人进行跌倒风险评估的模拟操作，1 人扮演老年人，1 人扮演老年人家属，1 人进行模拟评估并记录。完成后再交换角色实践练习。				
实践心得体会					
反思与改进					
教师评价					

模块 2：功能促进

【模块描述】

　　本模块基于为老年人进行综合评估之后，根据老年人的功能障碍程度，在康复师的指导下，为老年人提供康复服务，从而促进老年人运动、感觉等功能的恢复，改善自理能力。本模块介绍了良肢位摆放、主动翻身训练、转移训练、行走训练等内容。

【学习目标】

掌握

（1）良肢位摆放及主动翻身训练的方法。

（2）卧位—坐位、坐位—站位训练的方法。

（3）床—轮椅转移训练、行走训练的方法。

熟悉

（1）平衡能力训练的方法。

（2）助行器的种类。

了解

（1）轮椅的选择与调节方法。

（2）步行器、手杖的种类。

教学视频

技能 4
良肢位的摆放（SN-4）

【技能目标】

知识目标

（1）了解良肢位摆放的重要性。

（2）熟悉为老年人正确摆放良肢位的注意事项。

能力目标

（1）能为老年人正确摆放平卧位。

（2）能为老年人正确摆放患侧卧位。

（3）能为老年人正确摆放健侧卧位。

（4）能为老年人正确摆放床上坐位。

素质目标

（1）在为老年人摆放良肢位的过程中体现人文关怀。

（2）在为老年人摆放良肢位的过程中保护老年人安全。

【相关知识】

一、良肢位的概念

良肢位又称抗痉挛体位，是为了保持肢体的良好功能、防止和对抗痉挛的出现，从治疗与护理的角度出发而设计的一种临时性体位。脑卒中患者早期良肢位的摆放可为后期治疗打下良好的基础，不同程度地降低患者致残率，让患者重返社会，减轻家庭和社会负担。偏瘫患者、肌力在 2 级以下的患者、长期卧床的患者均需摆放良肢位，并每 2 小时更换一次体位。

二、良肢位摆放的目的

防止压疮发生，防止肺部感染和尿路感染，防止关节挛缩、畸形的发生。

【技能导入】

秦奶奶，82岁，1月前患脑梗死住院治疗，生命体征稳定后出院入住养老院。目前左侧偏瘫，左上肢肌力1级、左下肢肌力2级、肌张力减弱，右侧肢体肌力正常，卧床、能交流。请照护人员在康复治疗师的指导下为秦奶奶摆放良肢位。

【技能分析】

一、主要健康问题

（1）左侧躯体偏瘫：与1月前患脑梗死有关。

（2）有左侧肢体关节挛缩、畸形的风险：与左侧躯体偏瘫有关。

二、制订训练方案

针对秦奶奶的身体状况，为其制订摆放良肢位的训练方案。

三、需要注意的问题

制订训练方案时考虑老年人的生命体征是否平稳，肢体的肌力与关节活动情况。

【技能实施】

一、操作流程

1. 工作准备

（1）室内整洁，温湿度适宜，若天气寒冷则应关闭门窗。

（2）服装整洁，洗净并温暖双手。

（3）软枕或体位垫若干、记录单、笔。

2. 沟通评估

（1）告知老年人仰卧位（健侧卧位、患侧卧位、床上坐位）和肢体正确摆放的重要性和配合要点，取得老年人配合。

（2）态度和蔼，语言亲切。

（3）评估老年人一般情况（如生命体征、意识及认知等）、肢体活动能力及配合程度。询问并提前帮助老年人解决饮水、大小便等需求。

（4）注意观察老年人有无痛苦表情，肌肉有无萎缩，关节有无僵硬，皮肤有无压疮。

3. 操作方法

（1）仰卧位。

①打开盖被，S形折叠至对侧，寒冷天气应注意保暖；平整床铺，为老年人选择高度适宜的枕头，使老年人面部朝向患侧。

②将老年人患侧上肢的关节伸展并放在长软枕上，手心向上，手指分开。

③在老年人患侧臀部外侧垫薄软枕，支撑患侧髋部。

④踝关节背屈，保持足尖向上，防止足部下垂。

（2）健侧卧位。

①协助老年人翻身至健侧卧位，平整床铺。

②将老年人头部固定在枕头上。

③在老年人背后放大软枕，使身体放松，让老年人身体略前倾。

④将老年人健侧上肢自然放置。

⑤将老年人患侧上肢向前平伸，下垫长软枕，使患侧上肢和身体成90°~130°角，肘伸直，手腕、手指伸展放在软枕上，避免腕、手悬空。

⑥在老年人患侧下肢垫软枕，下肢摆放在一步远的位置，髋膝关节自然屈曲，避免足悬空。

⑦将老年人健侧下肢自然伸直，膝关节自然屈曲。

（3）患侧卧位。

①协助老年人翻身至患侧卧位，平整床铺。

②将老年人头部固定在枕头上。

③在老年人背后放大软枕，使老年人身体略后仰靠在枕头上，身体放松。

④将老年人患侧上肢向前平伸放在软枕上，与身体成80°~90°角，肘关节尽量伸直，手指张开，手心向上。

⑤将老年人健侧上肢自然放于身上。

⑥老年人患侧下肢髋部伸展，微屈膝。

⑦将老年人健侧下肢摆放成踏步姿势，下垫软枕，膝关节和踝关节自然微屈。

（4）床上坐位肢体摆放。

①协助老年人坐在床上，平整床铺。

②在老年人下背部放大软枕。

③使老年人上身坐直。

④老年人髋部呈90°角屈曲，重量均匀分布于臀部两侧。

⑤可在老年人双膝下垫一软枕，使双膝微屈。

⑥在老年人身前放置调节桌，桌上放软枕，将老年人上肢放在软枕上。

（5）坐在椅子或轮椅上的肢体摆放。

①在老年人背部放置一个枕头。

②使老年人双手前伸，将肘部放在桌上或软枕上。

③双足平放。

4. 整理记录

（1）为老年人盖好盖被，整理好床单位。

（2）洗手，记录体位及老年人身体情况。

（3）如有异常情况及时报告。

二、操作注意事项

（1）康复训练应在专业康复治疗师的指导下进行。

（2）尽量减少仰卧位时间，防止骶尾部、足跟、外踝处皮肤发生压疮。避免被子太重，压迫偏瘫足，造成足尖外旋。

（3）注意每 2 小时给老年人翻身，变换体位。

【实践思考】

（1）良肢位适合哪些老年人？

（2）良肢位摆放的过程中有哪些安全风险？应该如何防范？

【技能工单】

技能名称	良肢位的摆放	学时		培训对象	
学生姓名		联系电话		操作成绩	
操作设备		操作时间		操作地点	
技能目的	1. 能为老年人正确摆放平卧位。 2. 能为老年人正确摆放患侧卧位。 3. 能为老年人正确摆放健侧卧位。 4. 能为老年人正确摆放床上坐位。				
技能实施	准备	1. 2. 3.			
	操作流程	1. 2. 3. 4. 5. 6. 7.			
	整理用物	1. 2.			
	自我评价				
教师评价					

【活页笔记】

技能名称	良肢位的摆放	姓名		学号	
实践要求	结合技能实施流程，开展实践练习。3 人进行老年人良肢位摆放的模拟操作，1 人扮演老年人，1 人进行模拟操作，1 人观察记录。完成后再交换角色实践练习。				
实践心得体会					
反思与改进					
教师评价					

教学视频

技能 5
主动翻身训练（SN-5）

【技能目标】

知识目标

（1）了解主动翻身训练的重要性。

（2）熟悉指导老年人翻身训练的注意事项。

能力目标

（1）能指导老年人进行患侧翻身训练。

（2）能指导老年人进行健侧翻身训练。

素质目标

（1）在指导老年人进行主动翻身训练的过程中体现人文关怀。

（2）在指导老年人进行主动翻身训练的过程中保护老年人安全。

【相关知识】

一、主动翻身训练的关键技术

1. 上肢 Bobath 握手

Bobath 握手技术是由英国物理治疗师 Berta Bobath 根据长期的临床经验创立的。Bobath 握手是指偏瘫患者的两手握在一起，十指交叉，患侧拇指位于最上面，双手叉握充分向前伸展，与躯干成 90°，指向天花板，做左右侧方摆动 2~3 次，借助摆动的惯性带动身体翻向一侧。

2.下肢屈髋屈膝

主动翻身训练时，指导老年人的健侧腿屈髋屈膝，健侧脚立于床面上，在翻身的过程中利于健侧下肢蹬床，膝关节摆动的惯性带动身体翻向一侧。

二、主动翻身训练的意义

（1）主动翻身训练可以提高四肢躯干的肌肉和韧带的力量，翻身是整体移动身体的第一步，也是起床、坐、站立、行走的基础。

（2）主动翻身训练可以增强躯干控制能力、上下肢肌力和平衡能力，可避免长期卧床导致的压疮、骨质疏松和关节僵硬。

（3）Bobath握手技术充分利用上肢的活动，让肘关节充分伸展，有助于抑制屈肘肌群的痉挛；偏瘫患者依靠这样的握手方式，防止手的屈曲挛缩，避免腕屈以及前臂旋前畸形，防止肩关节活动受限，充分保持肩关节无痛范围的活动；由于健侧手指使偏瘫手指外展，减轻整个偏瘫手臂的痉挛、僵硬；两手叉握在一起位于中线，交叉十指的活动可以刺激躯干活动，改善感知觉。

【技能导入】

王爷爷，75岁，5个月前患脑血栓后遗症，现入住某养老机构801房间2床，右侧肢体活动障碍，右侧肘关节屈曲、前臂旋后、腕关节掌屈、手指屈曲，右膝关节伸展、足部跖屈，帮助下能做轻微伸屈活动，左侧肢体活动正常，自主翻身困难，不能经口进食，长期留置胃管，尚能做简单交流。根据康复师的训练方案，请养老护理员指导王爷爷进行床上主动翻身训练。

【技能分析】

一、主要健康问题

（1）右侧肢体活动障碍：与5个月前患脑血栓有关。

（2）自主翻身困难：与右侧躯体偏瘫有关。

二、制订训练方案

针对王爷爷的身体情况，为其制订床上主动翻身的训练方案。

三、需要注意的问题

制订训练方案时考虑老年人的生命体征是否平稳，有无导管以及肢体的肌力与关节活动情况。

【技能实施】

一、操作流程

1. 工作准备

（1）室内整洁，温湿度适宜，若天气寒冷则关闭门窗。

（2）服装整洁，洗净并温暖双手。

（3）软枕或体位垫若干、记录单、笔。

2. 沟通评估

（1）告知老年人要进行床上翻身以取得其配合，询问并提前帮助老年人解决饮水、大小便等需求。

（2）态度和蔼，语言亲切。

（3）评估老年人一般情况（如生命体征、意识及认知等）、肢体活动情况及配合程度。

（4）注意观察老年人有无痛苦表情，肌肉有无萎缩，关节有无僵硬，皮肤有无压疮。

3. 操作方法

（1）自主向患侧翻身训练（图 2-5-1）。

①站在老年人患侧保护，老年人取仰卧位。

②护理员嘱老年人头部转向患侧，用健侧手握住并拉起患侧手，患侧手拇指压在健侧手拇指上。老年人健侧腿屈膝，脚平放于床面。双上肢前伸，与躯干成90°，指向天花板，做左右侧方摆动2~3次，当摆向患侧时，借助惯性使双上肢和躯干一起翻向患侧。

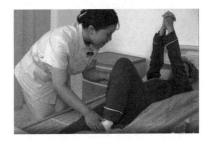

图 2-5-1　自主向患侧翻身训练

（2）自主向健侧翻身训练（图 2-5-2）。

①站在老年人健侧保护，老年人取仰卧位。

②护理员嘱老年人头部转向健侧，用健侧手握住患侧手放在腹部，十指交叉，患侧拇指压在健侧拇指上。老年人健侧腿屈膝，插入患腿下方，协助其健侧脚插入患侧腿的下方钩住患侧的踝部。双上肢前伸，与躯干成90°，指向天花板，做左右侧方摆动2~3次，借助摆动的惯性使双上肢和躯干一起翻向健侧。

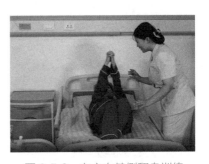

图 2-5-2　自主向健侧翻身训练

（3）询问老年人自主翻身训练掌握情况。基本掌握自主翻身后，再开始下一次训练。老年人无不适后，再重复以上动作，持续训练30分钟。训练完毕，协助老年人取舒适卧位休息。

4. 整理记录

（1）询问老年人感受，整理老年人衣服，盖好盖被，整理床单位。向老年人说明下次训练时间。

（2）洗手，记录协助自主翻身训练的时间、老年人的反应等，如有异常情况及时报告。

二、注意事项

（1）若老年人力量不够，可在训练初期协助其翻身。

（2）训练过程中随时观察老年人反应，及时擦净汗液，避免着凉。有进步表现时及时给予鼓励；发现异常时，应立即停止训练并报告医护人员。

（3）留置输液、导尿管的老年人转换体位前先将管路妥善安置固定，转换体位后注意检查管路，确保通畅。

（4）体位转换时要注意保护老年人安全。

（5）康复训练要在专业康复师的指导下有计划性、规律性、持之以恒地进行。

【实践思考】

（1）为老年人进行主动翻身训练有何意义？

（2）在主动翻身训练的过程中如何做到循序渐进、持之以恒？

【技能工单】

技能名称	主动翻身训练	学时		培训对象	
学生姓名		联系电话		操作成绩	
操作设备		操作时间		操作地点	
技能目的	1. 能指导老年人进行患侧翻身训练。 2. 能指导老年人进行健侧翻身训练。				
技能实施	准备	1. 2. 3.			
	操作流程	1. 2. 3. 4. 5. 6. 7.			
	整理用物	1. 2.			
	自我评价				
教师评价					

【活页笔记】

技能名称	主动翻身训练	姓名		学号	
实践要求	结合技能实施流程，开展实践练习。3 人进行老年人主动翻身训练的模拟操作，1 人扮演老年人，1 人进行模拟操作，1 人观察记录。完成后再交换角色实践练习。				
实践心得体会					
反思与改进					
教师评价					

教学视频

技能 6
卧位—坐位训练（SN-6）

【技能目标】

知识目标

（1）了解卧位到坐位训练的重要性。

（2）熟悉指导老年人卧位到坐位训练的注意事项。

能力目标

（1）能协助老年人进行被动床边坐起训练。

（2）能指导老年人进行健侧自主床边坐起训练。

（3）能指导老年人进行患侧自主床边坐起训练。

素质目标

（1）在指导 / 协助老年人进行卧位到坐位训练的过程中体现人文关怀。

（2）在指导 / 协助老年人进行卧位到坐位训练的过程中保护老年人安全。

【相关知识】

一、卧位—坐位训练的关键技术

根据老年人自理程度的不同，可选择被动起床、健侧自主起床、患侧自主起床三种方式。在指导老年人从卧位到坐位的转换过程中，需要老年人掌握主动翻身技术，需要发挥老年人的残余功能，用健侧上肢撑住床面，健侧下肢钩住患侧下肢。坐起之后立即观察老年人的坐位平衡能力。

二、卧位—坐位训练的意义

增加老年人活动范围，减少长期卧床导致的压疮、肺部感染、尿路感染等风险，为老年人自己洗漱、穿脱衣服等自理能力的提高打下基础。

【技能导入】

焦奶奶，82岁，6个月前患脑血栓，2个月前入住某养老机构。目前左侧肢体活动障碍，左侧肘关节屈曲、前臂旋后、腕关节掌屈、手指屈曲，左膝关节伸展、足部跖屈，各关节能做轻微伸屈活动，右侧肢体活动正常，能进行床上自主翻身活动，希望能自己从床边坐起。根据康复师的训练方案，请护理员指导焦奶奶进行床边坐起训练。

【技能分析】

一、主要健康问题

（1）左侧肢体活动障碍：与6个月前患脑血栓有关。

（2）自主起床困难：与左侧躯体偏瘫有关。

二、制订训练方案

针对焦奶奶的身体情况，为其制订床边坐起的训练方案。

三、需要注意的问题

制订训练方案时考虑到老年人的生命体征是否平稳，有无导管以及肢体的肌力与关节活动情况。

【技能实施】

一、操作流程

1. 工作准备

（1）室内整洁，温湿度适宜，寒冷天气关闭门窗。

（2）服装整洁，洗净并温暖双手。

（3）软枕或体位垫若干、记录单、笔。

2. 沟通评估

（1）告知老年人要进行从仰卧位到床边坐起的体位转换，以取得其配合，询问并提前帮助老年人解决饮水、大小便等需求。

（2）态度和蔼，语言亲切。

（3）评估老年人一般情况（如生命体征、意识及认知等）、肢体活动能力及配合程度。

（4）注意观察老年人有无痛苦表情，肌肉有无萎缩，关节有无僵硬，皮肤有无压疮。

3. 操作方法

（1）协助老年人从仰卧位到床边坐起。

①站在老年人将要坐起一侧的床边，协助老年人翻转身体呈侧卧位。若老年人身体条件允许，尽量训练老年人自主完成翻身并注意保护。

②协助床边坐起：协助老年人将双下肢垂放到床边，一手从老年人颈肩下方插入颈后（或从老年人腋下插入背后），扶住老年人颈肩后面并向上扶起，另一手扶住老年人髋部，同时叮嘱老年人一起抬头，并用健侧上肢支撑床面，以老年人髋部为轴，协助老年人向上坐起，转换身体为坐位（图2-6-1）。

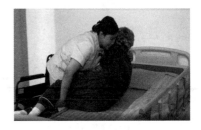

图 2-6-1　协助老年人床边坐起

③扶老年人在床边坐稳，询问老年人感受，观察老年人有无不适反应。

④协助躺下：双手扶住老年人肩部，嘱咐老年人用健侧手支撑床面，慢慢向床上倒下，躺在床上。协助老年人将双下肢移动到床上。

⑤协助老年人调整至舒适卧位。

（2）指导老年人从健侧自主坐起。

①站在老年人健侧保护，指导并适当协助老年人完成从仰卧位到健侧卧位自主翻身。

②指导老年人用健侧脚钩住患侧脚，将双腿移至床边（图2-6-2）。

③指导并协助老年人用健侧手、肘支撑床面，以髋部为轴，使上身向上完成坐起并坐稳。

④注意保护，并询问老年人感受，有无头晕等情况。

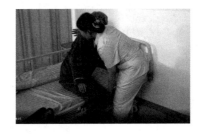

图 2-6-2　指导老年人从健侧自主坐起

⑤协助躺下：双手扶住老年人肩部，嘱咐老年人慢慢向床上倒下，适时用健侧手、肘支撑床面，躺在床上。协助老年人将双下肢移动到床上。

⑥协助老年人调整至舒适卧位。

（3）指导老年人从患侧自主坐起。

①站在老年人患侧保护，指导并适当协助老年人完成从仰卧位到患侧卧位自主翻身。

②指导老年人用健侧脚协助患侧脚移至床边。

③指导并协助老年人用健侧手、肘支撑床面，以髋部为轴，使上身向上完成坐起并坐稳。

④注意保护并询问老年人感受，如有无头晕等情况。

⑤协助躺下：双手扶住老年人肩部，嘱咐老年人慢慢向床上倒下，适时用健侧手、肘支撑床面，躺在床上。协助老年人将双下肢移动到床上。

⑥协助老年人调整至舒适卧位。

4. 整理记录

（1）为老年人整理好衣服和床单位，为老年人盖好被子。

（2）洗手，记录老年人翻身及身体情况。

（3）如有异常情况及时报告。

二、注意事项

（1）长期卧床的老年人容易头晕，从卧位转换成坐位时动作要缓慢。

（2）在留置输液、导尿管的老年人转换体位前，先将管路妥善安置固定，转换体位后注意检查管路，确保通畅。

（3）体位转换时注意保护老年人安全。

（4）体重较大的老年人可使用移位带等辅助设备协助转换。

（5）体位转换时注意保护老年人安全。

【实践思考】

（1）卧位—坐位训练中被动训练与主动训练的区别有哪些？

（2）在训练过程中如何保护老年人安全？

【技能工单】

技能名称	卧位—坐位训练	学时		培训对象	
学生姓名		联系电话		操作成绩	
操作设备		操作时间		操作地点	
技能目的	1.能协助老年人进行被动床边坐起训练。 2.能指导老年人进行健侧自主床边坐起训练。 3.能指导老年人进行患侧自主床边坐起训练。				
技能实施	准备	1. 2. 3.			
	操作流程	1. 2. 3. 4. 5. 6. 7.			
	整理用物	1. 2.			
	自我评价				
教师评价					

【活页笔记】

技能名称	卧位—坐位训练	姓名		学号	
实践要求	结合技能实施流程，开展实践练习。3 人进行老年人卧位—坐位训练的模拟操作，1 人扮演老年人，1 人进行模拟操作，1 人观察记录。完成后再交换角色实践练习。				
实践心得体会					
反思与改进					
教师评价					

教学视频

技能 7
坐位—站位训练（SN-7）

【技能目标】

知识目标

（1）了解坐位到站位训练的重要性。

（2）熟悉指导/协助老年人坐位到站位训练的注意事项。

能力目标

（1）能协助老年人进行被动坐位—站位训练。

（2）能指导老年人进行主动坐位—站位训练。

素质目标

（1）在指导/协助老年人进行坐位到站位训练的过程中体现人文关怀。

（2）在指导/协助老年人进行坐位到站位训练的过程中保护老年人安全。

【相关知识】

一、坐位—站位训练的关键技术

根据老年人自理程度的不同，可选择被动站立、主动站立两种方式。在指导老年人从坐位到站立位的转换过程中，需要老年人掌握 Bobath 握手技术，需要发挥老年人的残余功能，双脚分开与肩同宽，健侧小腿与膝关节呈约 80°，健侧脚蹬地，健侧上肢带动身体前倾站起。站立之后立即观察老年人的站位平衡能力。

二、坐位—站位训练的意义

提高老年人上下肢体的肌力和关节活动度，提高躯干的控制能力，提高平衡能力，为行走训练打下基础。

【技能导入】

焦奶奶，82 岁，7 个月前患脑血栓，3 个月前入住某养老机构。目前左侧肢体活动障碍，左侧肘关节屈曲、前臂旋后、腕关节掌屈、手指屈曲，左膝关节伸展、足部跖屈，各关节能做轻微伸屈活动，右侧肢体活动正常，能自己从床边坐起，希望能站起来。根据康复师的训练方案，请护理员指导焦奶奶进行床边坐起训练。

【技能分析】

一、主要健康问题

（1）左侧肢体活动障碍：与 7 个月前患脑血栓有关。

（2）自主站立困难：与左侧躯体偏瘫有关。

二、制订训练方案

针对焦奶奶的身体情况，为其制订由坐位到站位的训练方案。

三、需要注意的问题

制订训练方案时考虑到老年人的生命体征是否平稳，有无导管以及肢体的肌力与关节活动情况。

【技能实施】

一、操作流程

1. 工作准备

（1）室内整洁宽敞，无障碍物。

（2）服装整洁，了解老年人身体状况及活动能力。

（3）高度适宜的椅子、保护性腰带。

2. 沟通评估

（1）告知老年人要进行从坐到站、从站到坐的体位转换，以取得其配合，询问并提前帮助老年人解决饮水、大小便等需求。

（2）向老年人说明要训练的动作，解释示范动作的步骤，态度和蔼，语言亲切。

（3）评估老年人一般情况（如生命体征、意识及认知等）、配合程度以及鞋子防滑性。

（4）注意观察老年人有无痛苦表情，肌肉有无萎缩，关节有无僵硬，皮肤有无压疮。

3. 操作方法

（1）协助站立训练。

①老年人坐在椅子上，身体尽量挺直，两脚平放，与肩同宽，患侧脚稍偏后。

②老年人双手十指相扣，患侧拇指在上，双臂向前伸出。

③站在老年人对面，靠近患侧，弯腰屈膝。一手扶住老年人健侧手臂，另一手从老年人患侧身后抓住老年人的保护腰带。

④引导老年人身体前倾，重心向患侧压，并协助老年人臀部离开椅子，慢慢站起。

⑤协助老年人站稳并调整重心至双脚之间。

（2）主动站立训练。

①示范主动站立的动作要领，待老年人明白动作要领后再进行训练。

②老年人坐在椅子上，身体尽量挺直，两脚平放，与肩同宽，患侧脚稍偏后。

③老年人双手十指相扣，患侧拇指在上，双臂向前伸出。

④站在老年人患侧，注意引导和保护。

⑤引导老年人身体前倾，重心前移，患侧下肢充分负重，臀部离开椅子，慢慢站直。

⑥协助老年人站稳后，将重心调整至双脚之间。

（3）被动坐下。

①老年人站在椅子前面，保持上身挺直，身体前倾，屈髋屈膝。

②慢慢向后、向下移动臀部，坐在椅子上。

③站在老年人患侧，一手托住其患侧手臂，另一手从老年人身后抓住保护腰带，跟随老年人的节奏慢慢弯腰屈膝，协助老年人坐下。

（4）主动坐下。

①示范主动站立的动作要领，老年人明白动作要领后再进行训练。

②老年人站在椅子前面，保持上身挺直，双手十指相扣，患侧拇指在上，双臂向前伸出。

③站在老年人患侧，注意保护。

④老年人身体前倾，保持上身挺直，屈髋屈膝。

⑤慢慢向后、向下移动臀部，坐在椅子上。

4. 整理记录

（1）询问老年人转移感受，有无不适。

（2）洗手，记录老年人转移情况。

（3）如有异常情况及时报告。

二、注意事项

（1）训练时椅子的高度应适宜，椅子要结实，刚开始训练时可选择有扶手的椅子。

（2）无论起立还是坐下，首先都要身体前倾，上身挺直。

（3）体位转换时注意保护老年人的安全。

（4）训练要循序渐进，持之以恒。

【实践思考】

（1）坐位—站位训练中被动训练与主动训练的区别有哪些？

（2）在训练过程中如何保护老年人安全？

【技能工单】

技能名称	坐位—站位训练	学时		培训对象	
学生姓名		联系电话		操作成绩	
操作设备		操作时间		操作地点	
技能目的	1. 能协助老年人进行被动坐位—站位训练。 2. 能指导老年人进行主动坐位—站位训练。				
技能实施	准备	1. 2. 3.			
	操作流程	1. 2. 3. 4. 5. 6. 7.			
	整理用物	1. 2.			
	自我评价				
教师评价					

【活页笔记】

技能名称	坐位—站位训练	姓名		学号	
实践要求	结合技能实施流程，开展实践练习。3人进行老年人坐位—站位训练的模拟操作，1人扮演老年人，1人进行模拟操作，1人观察记录。完成后再交换角色实践练习。				
实践心得体会					
反思与改进					
教师评价					

教学视频

技能 8
平衡训练（SN-8）

【技能目标】

知识目标

（1）了解平衡训练的重要性。

（2）熟悉指导／协助老年人平衡训练的注意事项。

能力目标

（1）能指导／协助老年人进行坐位平衡训练。

（2）能指导／协助老年人进行站立位平衡训练。

素质目标

（1）在指导／协助老年人进行平衡训练的过程中体现人文关怀。

（2）在指导／协助老年人进行平衡训练的过程中保护老年人安全。

【相关知识】

一、平衡的概念

平衡在力学上是指物体所受到来自各个方向的作用力与反作用力大小相等，使物体处于一种稳定的状态。人体平衡比自然界物体的平衡复杂得多，平衡在临床上是指身体所处的一种姿势状态，并能在运动或受到外力作用时自动调整并维持姿势的一种能力。

二、平衡的分类

人体的平衡可以分为静态平衡与动态平衡两大类。静态平衡指的是人体某一部分处于某种特定的姿势。例如，坐或站等姿势时保持稳定的状态。动态平衡包括自动态平衡与他动态平衡两个方面。自动态平衡是指人体在进行各种自主运动，如由坐到站或由站到坐等各种姿势间的转换运动时，能够重新获得稳定状态的能力。他动态平衡是指人体对外界干扰，如推、拉等产生反应，恢复稳定状态的能力。

三、平衡训练的原则

训练支撑面应由大到小，重心由低到高，从睁眼到闭眼，从静态平衡到动态平衡。循序渐进，注意安全，平衡训练要在照护人员监护下进行，要让老年人有安全感，注意防止跌倒。

【技能导入】

陈奶奶，91岁，目前和子女居住在某小区4栋602房间，由春风康养中心提供居家上门服务。陈奶奶患有帕金森病、高血压，目前四肢活动受限，长期卧床，老人希望能坐起来和站起来。现照护人员在康复治疗师的指导下上门对陈奶奶进行平衡训练。

【技能分析】

一、主要健康问题

（1）四肢活动受限：与帕金森病有关。

（2）平衡能力较差：与帕金森病导致的四肢活动受限有关。

二、制订训练方案

针对陈奶奶的身体情况，为其制订坐位／站位平衡的训练方案。

三、需要注意的问题

制订训练方案时考虑到老年人的生命体征是否平稳，有无导管以及肢体的肌力与关节活动情况。

【技能实施】

一、操作流程

1. 工作准备

（1）室内整洁，温湿度适宜，地面防滑。

（2）服装整洁，洗净双手。

（3）训练床1张、抛接球1个、物品若干、记录单、笔等。

2. 沟通评估

（1）告知或提示老年人将要进行平衡训练及配合要点，老年人衣着舒适宽松，穿防滑鞋子。

（2）态度和蔼，语言亲切，称呼礼貌。

（3）评估老年人一般情况、配合程度、意愿、生活习惯及爱好等。

（4）通过医护人员了解老年人有无运动功能或认知功能障碍而影响平衡训练。

3. 操作方法

（1）坐位平衡训练。

①坐位静态平衡训练。老年人端坐于床边，双下肢平稳放于地面，双脚分开与肩同宽。前方放一面镜子，照护员在老年人身后，辅助老年人保持静态平衡，逐渐减少辅助，使老年人能够独立保持静态平衡20~30分钟。

②坐位动态平衡训练。老年人端坐于床边，照护员在老年人对面，手拿物体放于老年人的各个方向，让老年人来触碰手中的物品。或从不同方向向老年人抛球，让老年人接球进行训练。

（2）站立位平衡训练。

①辅助站立。由照护员扶助老年人，也可以由老年人自己扶助行架或手杖站立。

②独立站立。面对镜子，老年人睁眼保持独立站立位，通过视觉反馈调整站立位姿势，照护员在旁保护老年人。

③动态平衡训练。老年人面对镜子，照护员于一旁站立，照护员手拿物品，放于老年人正前方、侧前方、正上方、侧上方、正下方、侧下方等各个方向，让老年人来触摸物品。或是从不同角度向老年人抛球，让老年人接球进行训练。

4. 整理记录

（1）洗手，记录平衡训练的结果及老年人的反应。

（2）如有异常情况及时报告。

二、注意事项

（1）训练时要注意保护老年人的安全，防止跌倒。

（2）动态平衡训练起始幅度要小，并逐渐增大训练难度。

（3）要在训练中给老年人一定的口令，指导或鼓励其完成相应的动作。

（4）平衡训练时需注意老年人的安全防护，密切观察老年人的心率、血压、脉搏、呼吸等。训练过程中注意询问老年人的感受，如有不适应及时停止并通知医护人员。

（5）当老年人患有严重的心律失常、心力衰竭、严重感染或肢体严重痉挛等疾病时，不能进行平衡训练。

（6）站立训练的基础是有较好的坐位平衡训练，不能盲目追求站立训练的效果。

【实践思考】

（1）平衡训练中静态平衡、自动态平衡、他动态平衡的区别有哪些？

（2）在平衡训练过程中如何保护老年人安全？

【技能工单】

技能名称	平衡训练	学时		培训对象	
学生姓名		联系电话		操作成绩	
操作设备		操作时间		操作地点	
技能目的	1. 能指导 / 协助老年人进行坐位平衡训练。 2. 能指导 / 协助老年人进行站立位平衡训练。				

技能实施	准备	1. 2. 3.
	操作流程	1. 2. 3. 4. 5. 6. 7.
	整理用物	1. 2.
	自我评价	
教师评价		

【活页笔记】

技能名称	平衡训练	姓名		学号	
实践要求	结合技能实施流程，开展实践练习。3人进行老年人平衡训练的模拟操作，1人扮演老年人，1人进行模拟操作，1人观察记录。完成后再交换角色实践练习。				
实践心得体会					
反思与改进					
教师评价					

教学视频

技能 9
床—轮椅转移训练（SN-9）

【技能目标】

知识目标

（1）了解床—轮椅转移训练的重要性。

（2）熟悉指导 / 协助老年人床—轮椅转移训练的注意事项。

能力目标

（1）能协助老年人进行被动床—轮椅转移训练。

（2）能指导老年人进行主动床—轮椅转移训练。

素质目标

（1）在指导 / 协助老年人进行床—轮椅转移训练的过程中体现人文关怀。

（2）在指导 / 协助老年人进行床—轮椅转移训练的过程中保护老年人安全。

【相关知识】

一、轮椅的作用

当老年人不能行走或行走困难时，可以借助轮椅转移扩大其生活范围。轮椅由轮椅架、车轮、靠背、脚踏板、扶手组成。轮椅种类较多，由于乘坐者的肢体功能不一，对轮椅的要求各异，按用途可以分为标准型轮椅、偏瘫用轮椅、站立轮椅等，另外还有适用于双上肢无力的电动轮椅等。轮椅支撑面积大，稳定性强，适用于下肢残疾、偏瘫、胸以下截瘫者及行动不便的老年人。但严重的臀部压疮或骨盆骨折未愈合者不适宜选用坐式轮椅。缺乏足够视力、判断力和运动控制能力者不宜选用电动轮椅。

二、轮椅的选择

选择轮椅的基本原则是：位置稳定、舒适、使用方便、压力分布均匀、安全。如果选择轮椅不当，不仅会造成经济上的浪费，还会给老年人身体带来伤害。选择适合老年人的轮椅需注意以下事项：

（1）老年人坐上轮椅后双大腿与扶手之间应有 2.5~4 cm 的间隙。如果座位过宽，双臂推动轮椅时伸展过大，易疲劳，身体不能保持平衡，老年人坐轮椅休息时，双手也不能舒适地放在扶手上；如果座位过窄，则会磨损老年人臀部及大腿外侧皮肤，老年人上、下轮椅时也不方便。

（2）轮椅靠背的上缘应在腋下 10 cm 左右。靠背越低，身体的上部及双臂活动范围越大，功能活动越方便，但支持面会小，影响躯体平稳，因此，只有平衡性好、活动障碍较轻的老年人才可选择低靠背的轮椅。靠背越高、支撑面大，但会影响活动范围，所以要因人而异，选择合适的靠背高度。

（3）坐上轮椅后坐垫的前缘离膝后的最佳距离为 6.5 cm。如座位过长会顶住膝后，压迫血管与神经组织，并且会磨损皮肤；如果座位过短，则会使臀部承受的压力增大，引起不适、疼痛、软组织受损及压疮。

（4）老年人前臂放置在扶手背上，肘关节屈曲正常约为 90° 角。如扶手过高，双肩易疲劳，推动轮环时容易造成上臂皮肤擦伤；扶手过低时，驱动轮椅易致上臂前倾，造成躯体从轮椅上倾出，如果长期处在前倾的体位操作轮椅，还可能导致脊柱变形、胸部受压，造成呼吸困难。

（5）为了使老年人坐轮椅时感觉舒适和防止压疮，轮椅的椅座上应放坐垫，坐垫可分散臀部压力。

【技能导入】

李爷爷，71 岁，和女儿女婿一起居住某小区 3 栋 1201 室，现由夕阳红康养中心实施居家照护。李爷爷患有高血压、冠心病，半年前，活动时跌倒，导致右侧髋部骨折，在医院手术治疗后回家康复。目前右侧下肢活动不灵，左侧肢体活动尚好，协助下能在床上坐起和床边站立，不能行走，老人希望能自己坐上轮椅活动，从而减轻家人的照护负担。根据康复师的训练方案，请居家照护员指导并协助李爷爷从床转移到轮椅，再从轮椅转移到床上。

【技能分析】

一、主要健康问题

（1）右侧下肢活动受限：与右侧髋部骨折有关。
（2）不能自己坐上轮椅：与右侧下肢活动受限有关。

二、制订训练方案

针对李爷爷的身体情况，为其制订从床转移到轮椅，再从轮椅转移到床上的训练方案。

三、需要注意的问题

制订训练方案时考虑到老年人的生命体征是否平稳，有无导管以及肢体的肌力与关节活动情况。

【技能实施】

一、操作流程

1. 准备工作

（1）室内整洁宽敞，无障碍物。

（2）服装整洁，了解老年人身体状况及轮椅使用情况，掌握轮椅的操作。

（3）选择适合老年人的轮椅，检查轮椅的把手、扶手、靠背、坐垫、脚踏板、刹车是否完好，轮胎气压是否充足。

2. 沟通评估

（1）态度和蔼，语言亲切。

（2）向老年人说明要进行床—轮椅转换动作，解释动作的步骤。

（3）评估老年人一般情况（如生命体征、意识及认知等），配合程度以及鞋子防滑性。

（4）注意观察老年人有无痛苦表情，肌肉有无萎缩，关节有无僵硬，皮肤有无压疮。

3. 操作方法

（1）从床被动转移到轮椅。

①将轮椅推至老年人床边，放在老年人健侧，与床沿成30°~45°夹角，固定刹车，收起脚踏板。

②协助老年人坐到床边，穿好防滑鞋。嘱咐老年人双手搭在照护员肩部，注意根据老年人患侧手的功能，合理摆放患侧手。

③两脚分开，前腿呈弓步放在老年人两腿之间，控制好老年人患侧下肢，后脚靠近轮椅外侧轮，蹬地。双手扶老年人腰部将老年人扶起站稳。

④以自己的身体为轴将老年人身体转向轮椅，带动老年人身体移向轮椅并坐入轮椅。

⑤叮嘱老年人扶好扶手，手扶老年人肩部，绕到轮椅后方，两臂从老年人腋下伸入，将老年人身体向椅背后移动，使其身体坐满轮椅座位。

⑥协助老年人调整为舒适坐姿，扣好安全带，双脚放在脚踏板上。

（2）从床主动转移到轮椅。

①将轮椅推至老年人床边，放在老年人健侧，与床沿成30°~45°夹角，固定刹车，收起脚踏板。

②协助老年人坐到床边，穿好防滑鞋。

③将老年人健侧身体向前移动，使老年人侧身坐在床边，叮嘱老年人健侧手扶住轮椅远侧扶手，健侧脚向前踏出一步，靠近轮椅中间位置（图2-9-1）。

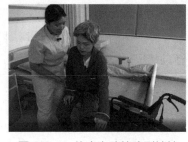

图2-9-1　从床主动转移到轮椅

④护理员双脚分开站立，一脚靠近轮椅远侧轮子，另一脚靠在老年人患脚外侧。

⑤双膝微弯曲下蹲，双手扶抱住老年人腰臀部，嘱老年人患侧手放在其胸前保护。

⑥起立将老年人扶起，顺势带动老年人身体移向轮椅并坐入轮椅。

⑦协助老年人调整为舒适坐姿，扣好安全带，双脚放在脚踏板上。

（3）从轮椅被动转移到床。

①将轮椅推至老年人床边，放在老年人健侧，与床沿成30°~45°夹角，固定刹车，收起脚踏板，松开安全带。

②两脚分开，前腿呈弓步放在老年人两腿之间，控制好老年人患侧下肢，后脚靠近床边，蹬地。老年人双手搭在照护员肩部，根据老年人患侧上肢功能，引导老年人患侧手的合理摆放。

③双手扶老年人腰部将老年人扶起站稳。将身体转向床，带动老年人身体移向床沿，并坐在床上。

④协助老年人坐稳，脱鞋，上床休息。

（4）从轮椅主动转移到床。

①将轮椅推至老年人床边，放在老年人健侧，与床沿成30°~45°夹角，固定刹车，收起脚踏板，松开安全带。

②将老年人健侧身体向前移动，使老年人侧身坐在轮椅边，老年人健侧手扶床边，健侧脚向前踏出一步，靠近床的位置（图2-9-2）。

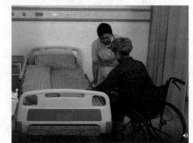

图2-9-2　从轮椅主动转移到床

③双脚分开站立，一脚靠近床边，另一脚靠在老年人患脚外侧。

④双膝微弯曲下蹲，双手扶抱住老年人腰臀部，嘱老年人患侧手放在其胸前保护。

⑤起立带动老年人站起，顺势带动老年人身体移向床沿，坐在床上。

⑥协助老年人坐稳，脱鞋，上床休息。

4. 整理记录

（1）询问老年人转移感受，有无不适。

（2）洗手，记录老年人转移情况。

（3）如有异常情况及时报告。

二、注意事项

（1）根据老年人身体情况、肌力、平衡力、稳定性等情况选择转移方式。若老年人腰部力量较差，不能独自在床边坐稳，应选择被动转移的方法转移老年人。在老年人身体允许的情况下，尽量选择协助转移的方式，以增加老年人自身活动锻炼的机会。

（2）转移时要尽量保持床面和轮椅坐位在同一水平高度。

（3）老年人身体条件允许的情况下，可为其准备移乘板和偏瘫型轮椅，训练老年人自己借助工具完成床椅转移。

（4）体位转换时注意保护老年人安全。

【实践思考】

（1）在床—轮椅转移训练中有哪些安全风险，应该如何防范？

（2）如何教会老年人自己进行床轮椅转移训练？

【技能工单】

技能名称	床—轮椅转移训练	学时		培训对象	
学生姓名		联系电话		操作成绩	
操作设备		操作时间		操作地点	
技能目的	1. 能协助老年人进行被动床—轮椅转移训练。 2. 能指导老年人进行主动床—轮椅转移训练。				
技能实施	准备	1. 2. 3.			
	操作流程	1. 2. 3. 4. 5. 6. 7.			
	整理用物	1. 2.			
	自我评价				
教师评价					

技能名称	床—轮椅转移训练	姓名		学号	
实践要求	结合技能实施流程，开展实践练习。3 人进行老年人床—轮椅转移训练的模拟操作，1 人扮演老年人，1 人进行模拟操作，1 人观察记录。完成后再交换角色实践练习。				
实践心得体会					
反思与改进					
教师评价					

教学视频

技能 10
轮椅转运训练（SN-10）

【技能目标】

知识目标

（1）了解轮椅转运训练的重要性。

（2）熟悉指导/协助老年人轮椅转运训练的注意事项。

能力目标

（1）能协助老年人使用轮椅上下坡。

（2）能协助老年人使用轮椅上下台阶。

（3）能协助老年人使用轮椅进出电梯。

素质目标

（1）在指导/协助老年人进行轮椅转运训练的过程中体现人文关怀。

（2）在指导/协助老年人进行轮椅转运训练的过程中保护老年人安全。

【相关知识】

一、轮椅上下坡的方法

（1）上坡时，照护员要保持身体平稳，手握轮椅把手缓慢用力，两臂保持屈曲，身体前倾平稳向上推。

（2）下坡时，采用倒行的方法，叮嘱老年人坐稳扶好，照护员握紧把手，回头观察路面情况，缓慢倒退下坡，保证老年人安全。

二、轮椅上下台阶的方法

（1）上台阶时，叮嘱老年人坐稳扶好，照护员一脚踩住轮椅后侧倾倒杆，以两后轮为支点，使前轮翘起移上台阶，将前轮放置在台阶上，再以前轮为支点，抬起车把将后轮抬起，平稳移上台阶。

（2）下台阶时，采用倒退下台阶的方法，叮嘱老年人坐稳扶好，护理员提起车把，缓慢将后轮移到台阶下，再以两后轮为支点，稍翘起前轮，轻拖轮椅至前轮移到台阶下，平稳放下轮椅。

三、轮椅进出电梯的方法

（1）进电梯时，照护员和老年人面向电梯，轮椅在前，照护员在后，直行进入电梯。进入电梯后照护员应先固定刹车再按电梯楼层按钮，电梯内空间狭小，尽量不要在电梯内转换方向。

（2）出电梯时，先解除轮椅制动，采用倒行方法缓慢退出电梯。注意电梯门的开合状态，以免夹到自己和老年人。

【技能导入】

霍奶奶，69岁，半年前患脑血栓，现入住某养老机构，右侧肢体活动障碍，右侧肘关节屈曲、前臂旋后、腕关节掌屈、手指屈曲，右膝关节伸展、足部跖屈，帮助下能做轻微伸屈活动，左侧肢体活动正常，尚能做简单交流。根据康复师的训练方案，请养老照护员每天使用轮椅推老年人到花园晒太阳。

【技能分析】

一、主要健康问题

（1）右侧肢体活动障碍：与半年前患脑血栓有关。

（2）不能自己使用轮椅：与右侧肢体活动障碍有关。

二、制订训练方案

针对霍奶奶的身体情况，为其制订使用轮椅转运的训练方案。

三、需要注意的问题

制订训练方案时考虑到老年人的生命体征是否平稳，有无导管以及肢体的肌力与关节活动情况。

【技能实施】

一、操作流程

1. 准备工作

（1）地面整洁平坦，无障碍物，无积水。

（2）服装整洁，了解老年人的身体状况和轮椅使用的情况，老年人的活动能力、活动时间及注意事项。掌握轮椅的操作方法。

（3）选择适合老年人的轮椅。轮椅的轮胎气压充足，刹车制动良好，轮椅完好，必要时备毛毯。

2. 沟通评估

（1）态度和蔼，语言亲切。

（2）向老年人说明即将开始的轮椅转移，取得其配合。

（3）评估老年人一般情况（如生命体征、意识及认知等），配合程度以及鞋子防滑性。

（4）注意观察老年人有无痛苦表情，肌肉有无萎缩，关节有无僵硬，皮肤有无压疮。检查轮椅是否完好，可以正常使用。

3. 操作方法

（1）推老年人遇到障碍物或转弯时要提示老年人，速度放慢，防止老年人头晕。

（2）按照要求推老年人进出电梯。

（3）上下坡和上下台阶时要注意安全。下坡时采用倒车推行法，上台阶要先翘起前轮，再抬起后轮。

（4）转运过程中询问老年人的感受，老年人感到身体不适时应立刻休息，通知医护人员。

4. 整理记录

（1）转运结束，询问老年人的感受，有无不适，以便改进操作方法。

（2）洗手，记录转运情况。

二、注意事项

（1）轮椅上脚踏板的使用要得当，以下两种情况下不需要使用：一是当照护员帮助老年人转移时，因照护员的腿要踏入轮椅的空隙处，架腿布会碍事；二是能坐轮椅自行移动的老年人，为了使用轮椅的安全，需要撤掉架腿布。

（2）老年人每次乘坐轮椅的时间不可过长，轮椅的坐垫要舒适。每隔30分钟，要协助老年人站立或适当变换体位，避免臀部长期受压造成压疮。

（3）天气寒冷时可用毛毯盖在老年人腿上保暖。

（4）外出时间较长时为老年人准备好水杯、纸巾等物品。

【实践思考】

（1）在使用轮椅转运老年人的过程中有哪些安全风险，应该如何防范？

（2）每次坐轮椅的时间最好不超过多长时间，为什么？

【技能工单】

技能名称	轮椅转运训练	学时		培训对象	
学生姓名		联系电话		操作成绩	
操作设备		操作时间		操作地点	
技能目的	1.能协助老年人使用轮椅上下坡。 2.能协助老年人使用轮椅上下台阶。 3.能协助老年人使用轮椅进出电梯。				
技能实施	准备	1. 2. 3.			
	操作流程	1. 2. 3. 4. 5. 6. 7.			
	整理用物	1. 2.			
	自我评价				
教师评价					

【活页笔记】

技能名称	轮椅转运训练	姓名		学号	
实践要求	结合技能实施流程，开展实践练习。3人进行老年人轮椅转运训练的模拟操作，1人扮演老年人，1人进行模拟操作，1人观察记录。完成后再交换角色实践练习。				
实践心得体会					
反思与改进					
教师评价					

教学视频

技能 11
步行器行走训练（SN-11）

【技能目标】

知识目标

（1）了解步行器行走训练的重要性。

（2）熟悉指导／协助老年人步行器行走训练的注意事项。

能力目标

（1）能指导老年人使用不带轮式步行器。

（2）能指导老年人使用轮式步行器。

素质目标

（1）在指导／协助老年人进行步行器行走训练的过程中体现人文关怀。

（2）在指导／协助老年人进行步行器行走训练的过程中保护老年人安全。

【相关知识】

一、步行器的作用

步行器是使用较为广泛的助步行走工具，由金属杆围成三面，底下有四个脚支撑。能提供前、左、右三个方向的支撑和保护，更能保持平稳。步行器作为轮椅到拐杖的过渡步行工具使用，适用于腿脚受伤、下肢术后早期行走、使用拐杖吃力的患者和步态不稳、腿脚无力的老年人。四点步行器大致可分为框架式、前轮式、四轮式、坐式等。

步行器比较轻，尺寸小，可以在家中走廊进行步行训练，也可在户外进行短距离的步行训练，或把它当作扶手使用，比如从床上或椅子起来，上厕所、洗澡时都可以使用。但如果地面不是很平坦或有台阶时要注意安全。

二、步行器的使用

步行训练的一般顺序是先站立进行起立训练，使用步行器之前，老年人要具备站立能力和一定的平衡能力。步行器多需要双臂操作，若老年人单侧手臂没有活动能力，则不适合使用步行器。

1.不带轮式步行器使用方法

不带轮式步行器（框架式、交互式步行器），主要由框架、支角杆、支角和手柄组成，有手柄和多个支角，可折叠，高度也可以调节。步行器的支角使用防滑橡胶塞头，使支撑的面积比较大、稳定性比较好。步行器有一个装置，可调至交替向前扭动前行，主要用于康复训练的初期。当装置调至助行器固定成框架结构时，不能扭动，可以挪行或推行。

步行器置于面前，老年人站立在框中，左右两边包围。双手提起（或挪动）助行器向前，放置在一步远的位置。双手支撑握住扶手，患足向前迈出，重心前移，健足向前跟上。循环前进，即顺序为：移动步行器，患足迈出，健足跟上。和交互式结构相比，框架式主要用于康复后期训练，供有较好的上肢肌力以及一定的站立平衡能力的老年人使用。

2.带轮式步行器使用方法

（1）两轮式步行器。步行器前支架安有两个轮子，后面的支角垫具有一定的摩擦力和防滑性能，使用时具有很好的方向性，比较容易推进。前进时直接推动或是提起后支角前移。此种步行器适合上肢肌力差，提起助行器行走困难的老年人。

（2）四轮式步行器。适合活动能力好的老年人。

（3）坐式步行器。一般在老年人外出时使用，适合有购物、休闲、代步能力的老年人。

【技能导入】

邬奶奶，80岁，1年前患脑血栓，6个月前入住某养老机构。目前意识清醒，右侧肢体活动障碍，右上肢肌力4级，左下肢肌力4级，左膝关节伸直、左足部跖屈。左侧肢体活动正常，能自己从床边坐起和站立，有行走的愿望。根据康复师的训练方案，请照护员指导邬奶奶进行步行器行走训练。

【技能分析】

一、主要健康问题

（1）右侧肢体活动障碍：与1年前患脑血栓有关。

（2）不能自己行走：与右侧肢体活动障碍有关。

二、制订训练方案

针对邬奶奶的身体情况，为其制订使用步行器行走的训练方案。

三、需要注意的内容

制订训练方案时考虑到老年人的生命体征是否平稳，有无导管以及肢体的肌力与关节活动情况。

【技能实施】

一、操作流程

1. 准备工作

（1）地面整洁平坦，无积水，光线明亮。

（2）服装整洁，了解老年人身高、体重、年龄、疾病诊断、病情及进展情况。与家属和专业康复人员沟通，了解老年人以往助行器使用情况、活动能力和时间等。掌握助行器平地行走操作。

（3）不带轮式步行器。

2. 沟通评估

（1）态度和蔼，语言亲切。

（2）向老年人说明使用步行器的重要性及配合要点。

（3）评估老年人一般情况（如生命体征、意识及认知等），配合程度以及鞋子防滑性。

（4）注意观察老年人有无痛苦表情，肌肉有无萎缩，关节有无僵硬，皮肤有无压疮。

3. 操作方法

（1）检查。

①使用前先教老年人检查步行器，保证其完好。

②检查内容包括：步行器高度调节是否合适，框架是否牢固，四个脚是否有磨损，高度是否相同，卡槽是否固定好。

（2）示范。

①语速缓慢地向老年人讲解步行器使用中的注意事项。

②示范不带轮式步行器的行走方法。

（3）保护练习。

①老年人坐在椅子上，照护员将步行器放置在老年人身前，协助老年人站起。

②站在老年人身后保护，可先双手协助老年人扶步行器前进。

③指令清晰，教老年人使用不带轮式步行器行走，先移动步行器，再移动患侧，最后移动健侧。

④行走过程中，观察有无障碍物，并及时清理。

⑤观察老年人行走的稳定性，有无异常表现。

⑥询问老年人感受，老年人感到疲劳时应立刻休息。

4. 整理记录

（1）行走结束，询问老年人使用步行器的感受和使用中存在的问题，以便下次改正。

（2）洗手，记录老年人训练情况及身体情况。

二、注意事项

（1）使用步行器前，需提前告知老年人注意事项。

（2）严格遵从医生或康复师对步行器的选择和步行的指导要求来指导老年人。

（3）步行器前移时，提醒老年人要保持背部挺直。

【实践思考】

（1）在指导老年人进行步行器训练的过程中如何预防安全风险？

（2）步行器的分类有哪些，分别适合哪些老年人？

【技能工单】

技能名称	步行器行走训练	学时		培训对象	
学生姓名		联系电话		操作成绩	
操作设备		操作时间		操作地点	
技能目的	1. 能指导老年人使用不带轮式步行器。 2. 能指导老年人使用轮式步行器。				
技能实施	准备	1. 2. 3.			
	操作流程	1. 2. 3. 4. 5. 6. 7.			
	整理用物	1. 2.			
	自我评价				
教师评价					

【活页笔记】

技能名称	步行器行走训练	姓名		学号	
实践要求	结合技能实施流程，开展实践练习。3人进行老年人步行器行走训练的模拟操作，1人扮演老年人，1人进行模拟操作，1人观察记录。完成后再交换角色实践练习。				
实践心得体会					
反思与改进					
教师评价					

教学视频

技能 12
手杖行走训练（SN-12）

【技能目标】

知识目标

（1）了解手杖行走训练的重要性。

（2）熟悉指导 / 协助老年人手杖行走训练的注意事项。

能力目标

（1）能指导老年人进行手杖三点步行行走训练。

（2）能指导老年人进行手杖两点步行行走训练。

（3）能指导老年人进行手杖上下楼梯训练。

素质目标

（1）在指导 / 协助老年人进行手杖行走训练的过程中体现人文关怀。

（2）在指导 / 协助老年人进行手杖行走训练的过程中保护老年人安全。

【相关知识】

一、手杖的作用

手杖是拐杖的一种，由把手、高度调节按钮、橡胶垫等组成。手杖体积小，操作方便。可帮助残疾人、老年人行走时增加稳定性，并能减少下肢的承重。平衡能力较差，下肢功能较好、下肢肌肉能力低下的老年人可选用手杖。一般情况下选用 T 形手杖或四角手杖。手杖适用范围比较广，室内外、上下楼梯都适用。

二、手杖高度的选择

对手杖使用者来说，持杖高度对保持正确站立和行走姿势，充分合理利用手杖支撑力是非常重要的。长期持杖过低会形成驼背，持杖过高会使使用者上下台阶或楼梯时感到困难。确定手杖高度的办法：身体直立状态握住手杖，手杖脚垫位于脚尖前方和外侧方直角距离各 15 cm 处，手杖高度与大转子处等高（大转子即大腿外侧大腿与骨盆连接之处的方形隆起）。上臂的肱骨与地面垂直，肘关节屈曲成 150° 角。

三、利用手杖步行的方法

（1）三点步行。健手持杖，先伸出手杖，再迈出患足，然后健足跟上。

（2）两点步行。健手持杖，手杖和患足同时伸出，身体重心前移，再迈出健足。手杖与患侧足作为一点，健侧足作为一点，交替支撑体重。对于偏瘫老年人要熟练掌握三点步行方法之后再练习两点步行法。

（3）利用手杖上下楼梯。偏瘫老年人能够熟练在平地上行走后，可先试着在坡道上行走，然后再进行上下楼梯训练。

①上楼梯。初学者为保持身体平衡可先将健足踏上一层台阶，手杖和患足支撑身体重心，然后重心前移，将手杖立在上一层台阶上，最后患足跟上，与健足并行。即顺序为：健足先上，手杖再上，患足后上。根据老年人肢体状况，熟练掌握后也可以练习健足、拐杖一起上，患足再跟上的上楼梯方法。

②下楼梯。先将手杖立在下一级台阶上，患足下台阶，然后健足跟着移动下来。即顺序为：手杖先下，患足再下，健足后下。

总之，上下楼梯训练遵照健足先上、患足先下的原则。

【技能导入】

余爷爷，80 岁，1 年前患脑血栓，6 个月前入住某养老机构。目前意识清醒，左侧肢体活动障碍，左上肢肌力 4 级，肘、腕、指关节屈曲，左下肢肌力 4 级，左膝关节伸直、左足部跖屈，各关节能做轻微伸屈活动。右侧肢体活动正常，能自己从床边坐起和站立，有行走的愿望。根据康复师的训练方案，请照护员指导余爷爷进行手杖行走训练。

【技能分析】

一、主要健康问题

（1）左侧肢体活动障碍：与 1 年前患脑血栓有关。

（2）不能自己行走：与左侧肢体活动障碍有关。

二、制订训练方案

针对余爷爷的身体情况，为其制订使用手杖行走的训练方案。

三、需要注意的问题

制订训练方案时考虑到老年人的生命体征是否平稳，有无导管以及肢体的肌力与关节活动情况。

【技能实施】

一、操作流程

1. 准备工作

（1）地面整洁平坦，光线明亮，无积水。

（2）服装整洁，了解老年人身高、体重、年龄、疾病诊断、病情及进展情况。与家属和专业康复人员沟通，了解老年人以往手杖使用情况、活动能力和时间等。掌握使用手杖平地行走操作。

（3）四脚手杖，安全腰带。

2. 沟通评估

（1）态度和蔼，语言亲切。

（2）向老年人说明使用手杖的重要性及配合要点。

（3）评估老年人一般情况（如生命体征、意识及认知等）、配合程度以及鞋子防滑性。

（4）注意观察老年人有无痛苦表情，肌肉有无萎缩，关节有无僵硬，皮肤有无压疮。

3. 操作方法

（1）检查。

①使用前先教老年人检查手杖，保证完好。

②检查内容：把手、橡胶垫、调节高度和方向的按钮完好。

（2）示范。

①语速缓慢地向老年人讲解手杖放置位置和使用中的注意事项。

②示范三点式、两点式、上楼梯、下楼梯的行走方法。

（3）保护练习。

①为老年人系好安全保护腰带，指导老年人健侧手拿手杖，手握把手，手杖放在健脚外侧 15 cm 处，目视前方，保持身体直立。

②站在患侧保护，一手托住老年人患侧手臂，另一手从背后抓住老年人的保护性腰带。

③指令清晰，教老年人三点式行走，先手杖，再患侧，最后健侧。熟练后，再分别教老年人两点式行走、上楼梯、下楼梯的方法。

④行走过程中，观察有无障碍物，并及时清理。

⑤观察老年人行走的稳定性，有无异常表现。

⑥询问老年人感受，老年人感到疲劳时应立刻休息。

4. 整理记录

（1）行走结束后，询问老年人使用手杖的感受和使用中存在的问题，以便下次改正解决。

（2）洗手，记录老年人训练及身体情况。

二、注意事项

（1）使用拐手杖前，要告知老年人相关注意事项。

（2）严格遵从医生或康复师对手杖的选择和步行的指导要求来指导老年人。

（3）手杖应放置在老年人随手可及的固定位置。

（4）行走中避免拉、拽老年人胳膊，以免造成骨折。

【实践思考】

（1）在指导老年人进行手杖行走训练的过程中如何预防安全风险？

（2）在指导老年人进行手杖行走训练的过程中如何做到循序渐进？

【技能工单】

技能名称	手杖行走训练	学时		培训对象	
学生姓名		联系电话		操作成绩	
操作设备		操作时间		操作地点	
技能目的	1. 能指导老年人进行手杖三点步行行走训练。 2. 能指导老年人进行手杖两点步行行走训练。 3. 能指导老年人进行手杖上下楼梯训练。				
技能实施	准备	1. 2. 3.			
	操作流程	1. 2. 3. 4. 5. 6. 7.			
	整理用物	1. 2.			
	自我评价				
教师评价					

【活页笔记】

技能名称	手杖行走训练	姓名		学号	
实践要求	结合技能实施流程，开展实践练习。3人进行老年人手杖行走训练的模拟操作，1人扮演老年人，1人进行模拟操作，1人观察记录。完成后再交换角色实践练习。				
实践心得体会					
反思与改进					
教师评价					

模块 3：清洁照护

【模块描述】

失能老年人由于躯体功能障碍，自理能力受损，原本能够完成的个人清洁活动也需要照护员的协助才能完成。本模块介绍了照护员为老年人日常梳洗，口腔、头发、身体的清洁，更换衣物、被单以及压疮预防等内容，以及在为老年人进行清洁照护的过程中需要考虑存在的安全风险，如何保护老年人的隐私以及如何发挥老年人的自主功能等问题。

【学习目标】

掌握

为老年人进行清洁照护的方法。

熟悉

清洁照护的相关知识。

了解

为老年人进行清洁照护的工具。

技能 13
日常梳洗（SN-13）

【技能目标】

知识目标

（1）掌握老年人日常梳洗的方法。

（2）了解老年人皮肤及头发保养护理的知识。

能力目标

（1）具有为老年人洗脸、洗手、梳头的能力。

（2）具有为老年人剃须、洗头的能力。

（3）具有为老年人洗脚、修剪指甲的能力。

素质目标

（1）在照护的全过程中体现出三心，即同理心、爱心、责任心。

（2）在照护的全过程中注重老年人的安全防范。

【相关知识】

老年人的日常梳洗照护指每日晨起及就寝前为老年人的身体局部所进行的清洁照护，包括洗脸、洗手、梳头、剃须、洗脚等。对面部、手、足等部位的清洁，不仅可以清除脱落皮屑、污物和微生物，还可降低感染率，促进健康。入睡前洗脚更是具有帮助老年人入眠的效果。保持良好的日常洗漱习惯可以使老年人整洁、舒适，心情愉悦，有利于疾病康复。

一、洗脸

1. 洗脸的益处

通过洗脸可以去除面部的皮脂和污垢，保持皮肤干净清爽，去除一天疲劳，在清洁的同时配以按摩脸部穴位还能达到促进血液循环的效果，增进舒适感。

2. 洗脸的方法和注意事项

（1）告知老年人洗脸方法及注意事项，获得同意，确认老年人身体状况是否允许操作。

（2）女性老年人头发妨碍时可选择发夹、浴帽等配合操作。

（3）特别注意眼部的擦洗顺序，从眼角到外眼角，要重新翻卷毛巾的另一面擦洗可预防感染。

（4）眼屎附着的情况下用湿的纱布擦净，注意避免用力过猛。

（5）老年人因各种原因代谢缓慢，分泌的油脂减少，因而洗脸后皮肤干燥，可涂抹老年人常用的润肤露进行皮肤保护。

二、梳头

1. 梳头的益处

梳头时梳齿与头发的频繁接触摩擦，头皮末梢神经受到刺激后可产生电感应，通过大脑皮层，使头部神经得到舒展和松弛，有利于中枢神经的调节，加速血液循环，改善和增强对头皮及脑细胞的血氧供应，消除大脑疲劳，增强脑功能。梳头时的温和刺激，通过神经反射作用，促进头部血液循环，满足头皮及毛发的血氧需求，加快细胞的新陈代谢，利于头发健康。

2. 梳头的方法和注意事项

（1）告知老年人梳头的方法及注意事项，获得同意，确认老年人身体状况是否允许操作。

（2）取立位或座位，在肩上放上毛巾，不让衣服沾上头发。

（3）忌一梳到底，易造成头发打结，应从发梢开始梳理，再由中段梳向发尾，最后再从发根开始慢慢梳向发梢。

三、剃须

1. 剃须的益处

剃须可以保持皮肤洁净，有助于保持人的精神面貌，延缓面部皮肤衰老，这是因为剃须时，促进了面肌运动，改善了面部血液循环，增强了面部皮肤细胞的代谢活力。剃须的工具有很多种，在选择上可征求老年人习惯与意愿。

2. 剃须的方法和注意事项

（1）剃须前用热毛巾热敷面部可将胡子和皮肤变柔软。

（2）将剃须膏充分抹在皮肤上。

（3）注意剃须顺序，从左至右，从上到下，先顺毛孔剃刮，再逆毛孔剃刮，最后再顺刮一次。为老年人剃须时将皱纹展开，使用剃刀刮下巴和脸颊周围，小心翼翼地剃。

（4）剃须之后用热毛巾敷面可增加舒适度。

（5）剃须刀专人专用，可避免交叉感染。

四、洗脚

用温水洗脚可以清洁皮肤，去除老化角质层，舒缓疲劳、宁心安神，改善睡眠，还能刺激足部穴位，增强血液运行，调整脏腑，疏通经络，从而达到强身健体、祛病除邪的目的。

【技能导入】

陈爷爷，80 岁，身高 156 cm；体重 57 kg，现入住南苑养老院 801 房间 1 床。家庭经济状况良好，性格和善开朗，喜欢热闹。事业单位退休，老伴 1 年前离世，育有 1 儿 1 女。陈爷爷患高血压、糖尿病 20 余年，半年前发生脑梗死，导致左侧肢体活动不便，生活不能自理。请照护员在早晚为陈爷爷做梳洗照护。

【技能分析】

一、主要健康问题

（1）左侧肢体活动障碍：与半年前患脑血栓有关。
（2）生活不能自理：与左侧肢体活动障碍有关。

二、制订训练方案

针对陈爷爷的身体情况，为其制订日常洗漱的照护方案。

三、需要注意的问题

制订照护方案时考虑到老年人的全身情况、局部情况以及特殊情况，考虑安全风险的规避和自主功能的发挥。

【技能实施】

一、为老年人洗脸梳头操作流程

1. 工作准备

（1）环境准备：室内环境整洁，温湿度适宜。
（2）照护员准备：衣着整洁，洗净并温暖双手。
（3）物品准备：准备脸盆（内盛半盆 38~40 ℃ 的温水）、毛巾、洁面乳、香皂、润肤露、梳子。

2. 沟通

（1）携用物进入老人房间。

（2）告知老人将为其梳洗，使老人做好心理准备。

3. 操作方法

（1）洗脸。

①将干毛巾围在老年人胸前。

②一手扶住老年人肩部，另一手沾温水将老年人面部润湿。

③手部挤适量洁面乳，为老人有序的清洁面部：面颊、额头、鼻部、下颌、眼周、耳后。

④用清水清洗干净面部洁面乳。

⑤取胸前毛巾擦干面部。

（2）洗手。

①协助老年人浸湿双手后抬起。

②握住老年人的手涂擦香皂，揉搓手掌、手背、指缝、指尖及手腕。

③再次将老年人的手浸没在脸盆中洗净。

④取毛巾擦干手。

（3）擦润肤油。为老年人的面部及双手均匀涂抹润肤露。

（4）座位梳头。

①将干毛巾围于老年人肩上散开束起的头发。

②左手压住发根，右手梳理头发至整齐。

③长发采用分段梳理，应从发梢开始梳理，再由中段梳向发尾，然后再从发根开始慢慢梳向发梢，最后按老年人喜好梳理发型。

④将毛巾由两侧向中间内卷撤下。

（5）卧位梳头。

①左手托起老年人头部，右手将毛巾垫于枕头上。

②协助老年人头偏向一侧，梳理方法同上。将一侧头发梳理平顺。

③协助老年人头偏向另一侧，同样方法梳理另一侧头发至平顺。

④左手托起老年人头部，右手将毛巾由一侧内卷撤下。

4. 整理记录

（1）携用物至洗漱间。

（2）倒掉污水，将毛巾上的头屑及脱落头发抖落于垃圾桶内。

（3）清洗毛巾及脸盆，毛巾悬挂晾干

（4）洗净双手。

（5）记录。

二、为老年人洗脸梳头的注意事项

（1）水温不可过凉或过热，造成不良后果。

（2）清洗面部时，不要有遗漏部位。

（3）操作过程中应注意动作轻柔，避免强拉拖拽。

（4）头发缠绕打结时可沾水湿润后再梳理。

三、为老年人剃须操作流程

1. 工作准备

（1）环境准备：室内环境整洁，温湿度适宜。

（2）照护员准备：衣着整洁，洗净双手。

（3）物品准备：电动剃须刀、毛巾。

2. 沟通

（1）携电动剃须刀、毛巾进入老年人房间。

（2）告知老年人将为其剃须，使老年人做好心理准备。

3. 操作方法

（1）清洁面部后为老年人剃须，在老年人颌下铺垫毛巾。

（2）手持电动剃须刀，将剃须刀紧贴脸部慢慢推动，按从左至右、从上到下的顺序剃须，逆着胡须生长的方向移动。

（3）剃须完毕用湿润毛巾擦拭剃须部位，检查是否剃净。

（4）关闭电动剃须刀开关，撤去毛巾，协助老年人取舒适体位。

4. 整理记录

（1）清洁剃须刀，刷掉须毛，以备下次使用。

（2）清洗毛巾，悬挂晾干。

（3）洗净双手。

（4）记录。

四、为老年人剃须的注意事项

（1）剃须时，应绷紧皮肤，以免刮伤皮肤。

（2）胡须较为坚硬时，可用温热毛巾热敷5~10分钟。

（3）剃须时出现停轧现象，应关掉电源重新启动。

五、为老年人洗脚操作流程

1. 工作准备

（1）环境准备：室内环境整洁，温湿度适宜。

（2）照护员准备：衣着整洁，洗净双手。

（3）物品准备：洗脚盆（内盛半盆 38~40 ℃ 的温水）、毛巾、香皂、润肤油。

2. 沟通

（1）携用物进入老年人房间。

（2）告知老年人将为其洗脚，使老年人做好心理准备。

3. 操作方法

（1）检查老年人双脚皮肤有无破损或有无脚部疾病等问题。

（2）将老年人的双脚放于洗脚盆中，询问老年人水温是否合适。

（3）为老年人揉搓脚底、脚背、趾缝及脚踝。

（4）将脚浸没在脚盆中浸泡 10 分钟洗净，抬起擦干。

4. 擦润肤油

为老年人双脚涂抹润肤油，按从脚跟至脚趾的顺序涂抹。

5. 整理记录

（1）将污水倾倒于水池内。

（2）将用物放回原处。

（3）清洗毛巾及脚盆，毛巾悬挂晾干。

（4）洗净双手。

（5）记录。

【实践思考】

（1）在协助老年人日常梳洗的过程中如何预防安全风险？

（2）在指导老年人日常梳洗的过程中如何发挥老年人的残存功能？

【技能工单】

技能名称	日常洗漱	学时		培训对象	
学生姓名		联系电话		操作成绩	
操作设备		操作时间		操作地点	
技能目的	1. 具有为老年人洗脸、洗手、梳头的能力。 2. 具有为老年人剃须、洗头的能力。 3. 具有为老年人洗脚、修剪指甲的能力。				
技能实施	准备	1. 2. 3.			
	操作流程	1. 2. 3. 4. 5. 6. 7.			
	整理用物	1. 2.			
	自我评价				
教师评价					

【活页笔记】

技能名称	日常梳洗	姓名		学号	
实践要求	结合技能实施流程，开展实践练习。3人进行老年人日常梳洗的模拟操作，1人扮演老年人，1人进行模拟操作，1人观察记录。完成后再交换角色实践练习。				
实践心得体会					
反思与改进					
教师评价					

教学视频

技能 14
口腔清洁（SN-14）

【技能目标】

知识目标

（1）掌握老年人口腔清洁的方法。

（2）熟悉老年人保持口腔健康的知识。

能力目标

（1）具有协助老年人漱口的能力。

（2）具有协助老年人刷牙的能力

（3）具有为老年人进行口腔护理的能力。

素质目标

（1）在照护的全过程中体现出三心，即同理心、爱心、责任心。

（2）在照护的全过程中注重老年人的安全防范。

【相关知识】

一、老年人口腔健康的意义

口腔健康直接或间接影响全身健康。随着年龄增长，人体可出现不同程度的老化，包括器官功能减退、基础代谢降低等问题，并伴随着生理、心理和社会经济情况的改变，可能使老年人摄取的食物量减少，容易发生营养素摄入不均衡，造成营养不良。同时由于体力活动减少等原因，可能使食欲减退，因此，维护良好的口腔健康，帮助老年人摄入足量、均衡的营养，从而促进老年人的全身健康是非常重要的。

二、老年人保持口腔健康的方法

（1）保持口腔卫生，每天坚持早晚刷牙，饭后漱口。

（2）选择刷毛硬度适中的牙刷，定期（不超过3个月）更换牙刷，使用正确的刷牙方法。

（3）经常按摩牙龈。用洗干净的手指直接在牙龈上按摩，按摩时按压和旋转运动相结合，重复 10~20 次，牙龈的外面和里面都应进行按摩。

（4）经常叩齿，每天叩齿 1~2 次，每次叩齿 30 下，可以促进牙周血液循环，增进牙周组织健康，长期坚持可固齿强身。

（5）定期到医院进行口腔检查，维护口腔健康。

（6）戴有假牙的老年人进食后、晚睡前应将假牙清洁干净。睡前将假牙摘下，放入清水中浸泡，定期用专用清洁剂进行清洗。

（7）改掉不良嗜好，如吸烟、用牙齿拽东西、咬硬物等。合理营养、补充牙齿所需的钙、磷等，少吃含糖食品、碳酸饮料等。多吃新鲜蔬菜，增加牛奶和豆制品的摄入量。

三、老年人常见的口腔健康问题

1. 龋齿

龋齿也称为蛀牙，是老年人常见的口腔疾病，龋病按发生部位可分为冠部龋和根面龋。与冠部龋相比，根面龋在老年人群中更为常见，尤以残障失能，生活不能自理的人群为甚。除了口腔卫生状况不良之外，牙龈退缩、口干、既往患龋经历、使用义齿、残障失能、口腔健康意识差、缺乏就医等也增加了老年人罹患根面龋的风险。

2. 牙周病

牙周病是导致老年人失牙的主要原因之一。老年人牙周病的危险因素包括年龄、吸烟、口腔卫生不良、认知功能障碍、免疫功能障碍、慢性疾病、口腔健康意识差等。维护老年人的牙周健康，预防由牙周疾病所引发的感染和失牙，对于维持老年人的生活质量，预防由于牙周病所引发的全身并发症有重要意义。

3. 牙本质过敏

牙齿过敏酸痛，在临床上称为牙本质过敏，是牙齿受到外界刺激，如冷、热、酸、甜食物的刺激以及咬硬物，如小核桃、松子等引起的酸痛症状。

4. 义齿带来的问题

许多老年人会佩戴义齿，若义齿未妥善进行清洁护理与存放，会积聚食物残渣、牙菌斑和牙石，易造成口腔疾患及义齿的损坏。长期佩戴义齿的老年人应注意每半年做一次口腔检查。

四、常用漱口溶液

口腔护理常用溶液如表 3-14-1 所示。

表 3-14-1　口腔护理常用溶液

药名	浓度	作用
氯化钠溶液（生理盐水）	0.9%	清洁口腔，预防感染（最常用）
氯己定溶液	0.2%	清洁口腔，广谱抗菌
过氧化氢溶液	1%~3%	防腐、防臭，适用于口腔感染有溃烂、坏死组织者
碳酸氢钠溶液	1%~4%	属碱性溶液，用于真菌感染
呋喃西林溶液	0.02%	清洁口腔，广谱抗菌
醋酸溶液	0.1%	适用于铜绿假单胞菌感染（绿脓杆菌）
复方硼酸溶液（朵贝氏溶液）		轻度抑菌、除臭
硼酸溶液	2%~3%	酸性防腐溶液，有抑制细菌的作用，清洁口腔
甲硝唑溶液	0.08%	适用于厌氧菌感染

五、老年人义齿的清洁护理

做好正确的义齿护理能够更好地保护口腔，预防口腔疾病的发生。在饭前饭后应及时地清理义齿，保持口腔卫生。义齿取下后，用软毛牙刷轻轻刷洗，浸泡于冷开水中，每日更换浸泡水一次。也可选择专业的义齿清洁片进行清洁，防止细菌等微生物滋生。义齿一般是由高分子合成化学材质而成，切忌放于开水或乙醇中，会导致材料变质变形及老化。因老年人需长期佩戴义齿，因此需定期做好口腔检查，预防口腔疾病。

【技能导入】

廖爷爷，82 岁，身高 167 cm，体重 63 kg，现住某小区 3 栋 6-5 号。廖爷爷出生于医者世家，从小随父母学医，三甲医院教授退休。喜欢鱼虾等海产品，性格开朗、善于言谈。患帕金森病多年，1 个月前在家自取衣物时摔倒致左小腿骨折，出院后卧床静养，日常洗漱、吃饭等需要照护员协助，早上 7 点照护员来到廖爷爷家中为他做口腔清洁。

【技能分析】

一、主要健康问题

（1）肢体活动障碍：与帕金森病和左小腿骨折有关。

（2）生活不能自理：与肢体活动障碍有关。

二、制订训练方案

针对廖爷爷的身体情况，为其制订保持口腔清洁的照护方案。

三、需要注意的问题

制订照护方案时考虑到老年人的全身情况、局部情况以及特殊情况，考虑安全风险的规避和自主功能的发挥。

【技能实施】

一、协助老年人漱口操作流程

1. 工作准备

（1）环境准备：室内环境整洁，温湿度适宜。

（2）护理员准备：衣着整洁，洗净双手。

（3）物品准备：水杯盛接 2/3 杯清水、吸管、小碗、毛巾、润唇油。

2. 沟通

（1）携用物进入房间。

（2）向老年人说明准备为其漱口，使老年人做好心理准备。

3. 操作方法

（1）摆放体位。

①自理老年人：叮嘱老年人取坐位，在胸前垫毛巾。

②卧床老年人：摇高床头 30°，面向护理员，并将毛巾垫于颌下。

（2）协助漱口。

①照护员将水杯递给老年人，饮一口水（对于卧床老年人，应将水杯递到其口角旁，指导老年人用吸管吸一口水）。

②指导老年人漱口。示范"闭紧双唇，鼓动颊部，使漱口液在齿缝内外流动冲刷"动作。

③照护员持小碗接取老年人吐的漱口水（卧床老年人将漱口水吐于小碗内），反复多次直至口腔清爽。

④撤下小碗，取毛巾擦干老年人口角水痕，必要时涂擦润唇油。

4. 整理记录

（1）放平卧床老年人的床头。

（2）携用物至洗漱间。

（3）整理用物，清洗水杯、小碗及毛巾，毛巾悬挂晾干。

（4）洗净双手。

（5）记录。

二、协助老年人漱口的注意事项

（1）每次含漱口水的量不可过多，避免发生呛咳或误吸。

（2）卧床老年人漱口时，口角边垫好毛巾避免打湿被服。

三、协助老年人刷牙操作流程

1. 工作准备

（1）环境准备：室内环境整洁，温湿度适宜。

（2）护理员准备：衣着整洁，洗净双手。

（3）用物准备：水杯盛接 2/3 杯清水、牙刷、牙膏、毛巾、跨床小桌、脸盆，润唇油。

2. 沟通

（1）携用物进入房间。

（2）向老年人说明准备协助其刷牙，使老年人做好心理准备。

3. 操作方法

（1）摆放体位。

①协助老年人取坐位，毛巾置于胸前。

②在跨床小桌上放稳脸盆。

（2）指导刷牙。

①挤黄豆大小的牙膏量于牙刷上。

②将水杯及牙刷交于老年人手中。

③叮嘱老年人身体前倾，先含一口水漱口，再进行刷牙。

④指导刷牙方法。牙齿外侧面：上下牙齿咬合，采用竖刷法刷牙。牙齿内侧面：张开口腔，上牙从上向下刷，下牙从下向上刷。牙齿咬合面：螺旋形由内向外刷牙齿咬合面，还可用刷毛轻轻按摩牙龈。上下牙齿的每一个面都要刷，刷牙时间不少于 3 分钟。刷牙完毕，含水再次漱口至口腔清爽。

⑤取胸前毛巾协助老年人擦净口角水痕。

4. 整理记录

（1）收回毛巾，接过老年人水杯及牙刷。

（2）撤下用脸盆。

（3）根据老年人需要保持坐位或变换其他体位，必要时涂擦润唇油。

（4）携用物至洗漱间倾倒污水。

（5）将用物放回原处。清洗毛巾、水盆，毛巾悬挂晾干。

（6）洗净双手。

（7）记录。

四、协助老年人刷牙的注意事项

（1）脸盆放稳，避免打湿床铺。

（2）刷牙时应叮嘱老年人动作要轻柔，以免损伤牙龈。

五、用棉球法为老年人清洁口腔操作流程

1. 工作准备

（1）环境准备：室内环境整洁，温湿度适宜。

（2）照护员准备：衣着整洁，洗净双手，戴上口罩。

（3）物品准备：无菌口腔护理包、小碗或方盘、弯盘、镊子、压舌板、止血钳、棉球16~20个、垫巾。准备清水或生理盐水、手电筒，必要时备润唇油。

2. 沟通

（1）携带用物进入房间。

（2）向老年人说明准备为其进行口腔清洁，使老年人做好心理准备。

（3）摇高或垫高床头，协助老年人将头偏向照护员。

（4）打开无菌口腔护理包，向盛装棉球的小碗或方盘中倒入清水或生理盐水，浸透棉球并清点棉球数量。

3. 操作步骤

（1）检查口腔情况。

①将垫巾铺在老年人颌下，将弯盘放在垫巾上，紧贴于老年人口角旁。将小碗或方盘放在弯盘旁。

②一手持镊子，一手持止血钳。

③每次持镊子夹取一个棉球至弯盘上方，用止血钳夹紧棉球的一半，棉球端向下，双手配合，拧干棉球中的水分以不滴水为宜。

④松开镊子，用止血钳夹紧棉球，擦拭口唇。

⑤将镊子放于小碗中，持手电筒并打开开关，检查其口腔有无黏膜损伤及义齿等，检查完毕后关闭手电筒开关，放回原处。

（2）擦拭口腔。

①擦拭牙齿外侧面，叮嘱老年人闭合牙齿，左手使用压舌板撑开一侧颊部，右手止血钳夹紧棉球纵向擦拭牙齿外侧面，用同样的方法擦拭另一侧。

②擦拭牙齿内侧面，叮嘱老年人张口，上牙由上至下、下牙由下向上擦拭。更换棉球时，老年人可合嘴休息，以免疲劳。

③擦拭牙齿咬合面。叮嘱老年人张口，用棉球呈螺旋状擦拭牙齿咬合面，更换棉球时，老年人可合嘴休息，以免疲劳。

④擦拭颊部。叮嘱老年人张口用止血钳夹紧棉球，自一侧颊部内侧上部向下勾取颊部食物残渣，用同样的方法擦拭另一侧。

⑤分别擦拭上颌、舌面。叮嘱老年人张口，由内向外擦拭上颌、舌面。

⑥擦拭舌下。叮嘱老年人张口抬舌，擦拭舌下。

⑦叮嘱老年人张口，检查口腔是否擦拭干净及有无棉球遗留在口腔内。

（3）擦润唇油。

根据需要为老年人涂擦润唇油。

（4）清点棉球

清点弯盘及小碗中棉球数量，应与擦拭前数量相同。

4. 整理记录

（1）撤去老年人口角旁的弯盘，用毛巾擦净口角水痕。

（2）协助老年人取舒适卧位，并整理床单位。

（3）护理员洗净双手。

（4）记录

六、用棉球法为老年人清洁口腔的注意事项

（1）应拧干棉球中的水分，防止水误入气道，引起老年人呛咳和误吸。

（2）老年人每次张口时间不宜太久，以2秒以内为宜。

（3）未擦拭干净的部位，应另取棉球重新擦拭。

（4）擦拭上腭及舌面时，位置不可以太靠近咽部，以免引起恶心或不适。

（5）为老年人擦拭完口腔后应再次进行检查，防止棉球遗漏在口腔内。

（6）对于昏迷的老年人，必要时应使用张口器，使用时应从臼齿处放入。牙关紧闭的老年人不可用暴力助其张口。

【实践思考】

（1）在协助老年人口腔清洁的过程中如何预防安全风险？

（2）在指导老年人口腔清洁的过程中如何发挥老年人的残存功能？

【技能工单】

技能名称	口腔清洁	学时		培训对象	
学生姓名		联系电话		操作成绩	
操作设备		操作时间		操作地点	
技能目的	1.具有协助老年人漱口的能力。 2.具有协助老年人刷牙的能力。 3.具有为老年人进行口腔护理的能力。				
技能实施	准备	1. 2. 3.			
	操作流程	1. 2. 3. 4. 5. 6. 7.			
	整理用物	1. 2.			
	自我评价				
教师评价					

【活页笔记】

技能名称	口腔清洁	姓名		学号	
实践要求	结合技能实施流程，开展实践练习。3人进行老年人口腔清洁的模拟操作，1人扮演老年人，1人进行模拟操作，1人观察记录。完成后再交换角色实践练习。				
实践心得体会					
反思与改进					
教师评价					

技能 15
头发清洁（SN-15）

【技能目标】

知识目标

（1）熟悉清洗头发的相关知识。

（2）熟悉科学洗头的知识。

能力目标

（1）具有为老年人坐位洗头的能力。

（2）具有为老年人卧位洗头的能力。

素质目标

（1）在照护的全过程中体现出三心，即同理心、爱心、责任心。

（2）在照护的全过程中注重老年人的安全防范。

【相关知识】

一、毛发

随着年龄的增长，老年人的毛发会发生一定的变化，最为明显的变化是脱发和白发。人到了 50 岁左右，头发会开始变白，白发源于黑色素的产生减少和有色素的毛发逐渐被无色素的毛发所替代。此外，50 岁左右的男性中约有一半会出现脱发，这是由于从粗发到细发产生的改变。身上的体毛也会逐渐脱落，最初在躯干，然后是会阴和腋窝。

二、洗头的益处

（1）清洁头发可以帮助去除头发及头皮上的污垢及油脂。

（2）可以通过洗头按摩放松头皮，促进血液循环。

（3）可以保持外观整洁，促使身心愉悦，提升自尊心。

三、科学洗头注意事项

（1）身体抵抗力较差，或环境过冷时应注意身体的保暖，避免用冷水洗头以免遭受风寒。长发洗头后要用吹风机吹干，尽量避免睡前洗头。

（2）洗头频率根据发质的不同而有所差异，油性发质 1~2 天 / 次，中性发质 2~3 天 / 次，干性发质 1 次 / 周。

（3）在户外工作时间长的人和粉尘接触工作者，特殊情况下可适当增加洗头次数。

（4）天天洗头非但不能保护头发，还有可能对头发毛鳞片造成损伤，反而对头发的健康不利。

（5）要根据个人发质来选择适合的洗发水。除此之外还要经常梳理，促进血液循环。

【技能导入】

马奶奶，86 岁，身高 156 cm，体重 57 kg，现入住宏鑫养老院 601 房间 1 床。中学文化，爱好唱歌，喜欢清淡饮食，性格内向沉默，事业单位退休，老伴离世、无子女。患有高血压、帕金森病、轻度认知障碍。日常洗漱、行动等需要照护员协助。马奶奶素爱整洁，注重个人仪表卫生，今天天气好，老人想清洗头发，请照护员为马奶奶洗头。

【技能分析】

一、主要健康问题

（1）肢体活动障碍：与帕金森病有关。

（2）生活不能自理：与肢体活动障碍和轻度认知障碍有关。

二、制订训练方案

针对马奶奶的身体情况，为其制订保持头发清洁的照护方案。

三、需要注意的问题

制订照护方案时考虑到老年人的全身情况、局部情况以及特殊情况，考虑安全风险的规避和自主功能的发挥。

【技能实施】

一、为老年人坐位洗头操作流程

1. 工作准备

（1）环境准备：室内环境整洁，温湿度适宜。关闭门窗。

（2）照护员准备：衣着整洁，洗净双手。

（3）物品准备：毛巾、洗发液、梳子、脸盆、暖瓶、水壶（盛装 38~40 ℃ 温水）、方凳，必要时备吹风机。

2. 沟通

来到老人房间，告知老年人准备为其洗头，使老年人做好心理准备。

3. 操作流程

（1）摆放体位。

①将脸盆放置在方凳上。

②协助老年人取坐位，肩部围毛巾。

③协助老年人双手扶稳方凳两侧，低头闭眼，头部位于脸盆上方。

（2）洗头。

①照护员一手持水壶缓慢倾倒温水，另一手揉搓头发至全部淋湿。

②取适量洗发液涂擦在头发上。

③双手指腹揉搓头发、按摩头皮，力量适中，由四周发际边缘向头顶部揉搓。

④观察老年人面色，询问老年人有无不适。

⑤用少量温水交替冲净自己双手的洗发液。同时感受水温，如偏凉，则倾倒暖壶，用热水勾兑至水温温热。

⑥一手持水壶缓慢倾倒温水，另一手揉搓头发至洗发液全部冲净。

（3）擦干及梳理。

①取老年人肩部毛巾为其擦干面部水痕。

②用毛巾包裹住老年人的头发，并叮嘱老年人抬起头，取舒适坐位，充分擦干头发，必要时用吹风机吹干头发。

③梳理头发至整齐。

4. 整理记录

（1）开窗通风。

（2）携用物至洗漱间。

（3）将用物放回原处。

（4）将污水倾倒于水池内。

（5）清洗毛巾及脸盆，毛巾悬挂晾干。

（6）洗净双手。

（7）记录。

二、为老年人坐位洗头的注意事项

（1）洗发过程中，若发现老年人有不适，应及时调整操作方法。

（2）注意室温、水温变化，及时擦干老年人的头发，防止着凉。

（3）洗发操作应轻快，避免老年人感到疲劳。

三、为老年人卧位洗头操作流程

1. 工作准备

（1）环境准备：室内环境整洁，温湿度适宜，关闭门窗。

（2）照护员准备：衣着整洁，洗净双手。

（3）用物准备：毛巾2条、洗发液、梳子、床上洗头器、暖瓶、水壶（盛装38~40 ℃温水）、污水桶，必要时备吹风机。

2. 沟通评估

（1）评估老年人身体状况，评定是否适宜卧位洗头。

（2）询问老年人是否需要便器。

（3）携用物进入房间。

（4）向老年人说明准备为其洗头，使老年人做好身心准备。

3. 操作流程

（1）放置洗头器。

①将老年人衣领向内折，暴露颈部。

②一只手托起老年人头部，另一只手在枕头上平铺毛巾，向下撤枕头至肩背部。

③将床上洗头器放在老年人头下方，在颈部洗头器的凹槽上覆盖毛巾。

④将洗头器排水管末端放于污水桶内。

（2）洗头。

①一手持水壶缓慢倾倒温水，另一手顺势遮挡耳廓，并揉搓头发，至头发全部淋湿。

②取适量洗发液涂擦在头发上。

③用双手指腹揉搓头发、按摩头皮，力量适中，由四周发际边缘向头顶部揉搓。

④观察老年人面色，询问老年人有无不适。

⑤用少量温水交替冲净自己双手的洗发液。

⑥一手持水壶缓慢倾倒温水，一手揉搓头发至洗发液全部冲净。

（3）擦干及梳理。

①取颈部覆盖的毛巾擦干老年人面部水痕。

②用毛巾包裹老年人头发，撤去床上洗头器。将枕头移至头下，并充分擦干头发，必

要时使用吹风机吹干头发。

③梳理头发至整齐，撤下枕头上的毛巾。

4. 整理记录

（1）将用物放回原处。

（2）将污水倾倒于水池内。

（3）清洗洗头器及污水桶。

（4）清洗毛巾并悬挂晾干。

（5）洗净双手。

四、为老年人卧位洗头的注意事项

（1）洗发过程中，观察并询问老年人有无不适，以便及时调整操作方法。

（2）注意室温、水温变化，及时擦干头发，防止老年人着凉。

（3）洗发操作轻快，避免老年人感到疲劳。

（4）缓慢冲水，避免流入眼、耳内或打湿被服。如若被服被打湿，应及时更换。

【实践思考】

（1）在协助老年人清洁头发的过程中如何预防安全风险？

（2）在指导老年人清洁头发的过程中如何发挥老年人的残存功能？

【技能工单】

技能名称	头发清洁	学时		培训对象	
学生姓名		联系电话		操作成绩	
操作设备		操作时间		操作地点	
技能目的	1. 具有为老年人坐位洗头的能力。 2. 具有为老年人卧位洗头的能力。				
技能实施	准备	1. 2. 3.			
	操作流程	1. 2. 3. 4. 5. 6. 7.			
	整理用物	1. 2.			
	自我评价				
教师评价					

【活页笔记】

技能名称	头发清洁	姓名		学号	
实践要求	结合技能实施流程，开展实践练习。3人进行老年人头发清洁的模拟操作，1人扮演老年人，1人进行模拟操作，1人观察记录。完成后再交换角色实践练习。				
实践心得体会					
反思与改进					
教师评价					

技能 16
身体清洁（SN-16）

【技能目标】

知识目标

（1）掌握为老年人进行身体清洁的三种方法。

（2）掌握皮肤清洁的相关知识。

能力目标

（1）具有为老年人进行淋浴的能力。

（2）具有为老年人进行盆浴的能力。

（3）具有为老年人进行床上擦浴的能力。

素质目标

（1）在照护的全过程中体现出三心，即同理心、爱心、责任心。

（2）在照护的全过程中注重老年人的安全防范。

【相关知识】

一、身体清洁的意义

身体保持清洁是良好的日常生活习惯之一，不仅能清除汗垢油污，消除疲劳，舒筋活血促进血液循环，缓解肌肉紧张和疲劳，放松身心改善睡眠，提高皮肤的代谢功能和抗病能力，而且还可去除异味，有助于建立良好的人际关系。

二、老年人身体清洁的三种方法

1.淋浴

淋浴是一种最普遍的洗澡方式，淋浴即洗澡时使用喷头淋湿全身进行洗浴的方法。淋浴具有水体清洁、方便清洗、占地面积小、可调节水温等优点，是值得大力提倡的沐浴方式。如果老年人行动不便，在浴室中较难护理，则不建议洗淋浴。

2.盆浴

盆浴即在浴缸或浴盆中放入水，人泡在水里进行洗浴的方法。盆浴是比较适合老年人的，盆浴也是进行各种保健浴的主要方式。盆浴有助于放松身心，加速血液循环。盆浴时要特别注意防止因特殊的身体状况导致晕澡，也要防止进出浴缸滑倒摔伤。老年人盆浴时，要有人在身旁辅助。

3.床上擦浴

床上擦浴是针对卧床、行动不便的老年人，在床上使用浸湿的毛巾按照由上至下的顺序擦拭全身，达到清洁身体目的的方法。擦浴时应注意保暖，每次只暴露擦洗的部位，沿肌肉走向擦洗，仔细擦净颈部、耳后、腋窝、腹股沟等皮肤皱褶处。擦洗后应根据情况及时为老年人更换干净的衣裤及床单。

三、皮肤清洁卫生指导

（1）采用合理的清洁方法。洗浴的频率应根据体力活动强度、是否出汗、个人习惯以及季节和环境变化特点适当调整。洗浴方式还取决于人的年龄、活动能力、健康状况及个人习惯等。洗浴时间控制在 10 分钟左右，空腹、饱食、酒后以及长时间体力或脑力活动后不宜马上洗浴，可造成脑供血不足，严重时引发低血糖，导致晕厥等意外发生。

（2）正确选用洗浴用品。洗浴用品包括浴液、浴皂、浴盐和啫喱等，应根据老年人的皮肤状况及个人喜好、洗浴用品的性质选用。

【技能导入】

简奶奶，76 岁，身高 170 cm，体重 58 kg，与老伴住在某小区 2 栋 5-2 号房。简奶奶12 岁时随父母从北方到南方生活，喜欢剪纸、听二人转、爱吃面食。性格内向、腼腆。育有一儿一女，均在外地。简奶奶患有骨质疏松和双膝骨关节病。因老人生活自理能力下降，简奶奶已一周未进行身体清洁，现请社区照护员为简奶奶进行洗浴。

【技能分析】

一、主要健康问题

（1）肢体活动障碍：与双膝骨关节病有关。

（2）生活不能自理：与肢体活动障碍有关。

二、制订训练方案

针对简奶奶的身体情况，为其制订保持身体清洁的照护方案。

三、需要注意的问题

制订照护方案时考虑到老年人的全身情况、局部情况以及特殊情况，考虑安全风险的规避、老人隐私的保护和自主功能的发挥。

【技能实施】

一、协助老年人淋浴操作流程

1. 工作准备

（1）环境准备：室内环境整洁，调节浴室温度为 24~26 ℃。关闭门窗，检查洗澡椅是否完好，高度是否适宜。

（2）护理员准备：洗净双手，更换短袖衣、短裤、防滑拖鞋，必要时穿着防水围裙。

（3）物品准备：毛巾、浴巾、小方毛巾、沐浴液、洗发液、梳子、清洁衣裤、防滑拖鞋，必要时备吹风机。

2. 沟通评估

（1）评估老年人身体状况是否适宜淋浴。

（2）向老年人说明准备协助其淋浴，使老年人做好身心准备。

（3）询问老年人是否需要排便、排尿，并予以协助。

3. 操作流程

（1）协助进入浴室。

①备齐用物，分别放置在浴室适宜位置。

②协助老年人穿着防滑拖鞋。

③搀扶或使用轮椅运送老年人进入浴室。

（2）脱衣、调节水温。

①协助老年人脱去衣裤。

②搀扶老年人在洗澡椅上坐稳，叮嘱老年人双手握住洗澡椅扶手。

③避开老年人身体调节水温，先开冷水开关，再开热水开关。

（3）淋浴。

①手持淋浴喷头淋湿老年人下肢，询问老年人水温是否合适，根据老年人感受需求，避开身体调节水温。

②清洗身体。自颈部由上至下淋湿身体；使用小方毛巾包手，为老年人涂擦沐浴液。手持淋浴喷头冲净小方毛巾上的沐浴液，边擦拭边冲净老年人肌肤上的沐浴液。

（4）清洗头发。

①叮嘱老年人身体靠紧椅背，头稍后仰，一手持淋浴喷头，一手遮挡耳廓并揉搓头发至全部淋湿。

②取适量洗发液，双手指腹揉搓头发、按摩头皮，力量适中，由四周发际向头顶部揉搓，观察并询问老年人有无不适。

③一手持淋浴喷头，另一手遮挡耳廓揉搓头发至洗发液全部冲净。

（5）洗脸。

取少量沐浴液为老年人清洁面部，打开淋浴开关，以手接水洗净面部沐浴液。

（6）清洗会阴部及臀部。

再次在小方毛巾上倒上适量沐浴液，一手搀扶老年人站立，另一手擦洗会阴部及臀部，随后冲净会阴部及臀部。协助老年人坐下，再次从颈部向下冲洗全身，关闭淋浴开关。

（7）擦干更衣。

①用浴巾包裹老年人身体，用毛巾迅速擦干老年人面部及头发。用浴巾擦干老年人身体。

②协助老年人穿好清洁衣裤。

③搀扶或使用轮椅运送老年人回房间休息。

4. 整理记录

（1）开窗通风，擦干浴室地面。

（2）将用物放回原处。

（3）清洗浴巾、毛巾、小方毛巾及老年人换下的衣裤，悬挂晾干。

二、协助老年人淋浴的注意事项

（1）身体较好的老年人单独淋浴时，浴室不可锁门，可在门外悬挂示意标牌。照护员应经常询问是否需要帮助。

（2）叮嘱老年人穿着防滑拖鞋。

（3）调节水温时，喷头不可朝向老年人身体。

（4）老年人淋浴时间不可过长，水温不可过高，以免发生头晕等不适。

（5）淋浴不宜在老年人空腹时或刚进食后进行。

（6）淋浴过程中，随时询问和观察老年人的反应，如有不适，应迅速结束操作，告知医护人员。

三、协助老年人盆浴操作流程

1. 工作准备

（1）环境准备：室内环境整洁。调节浴室温度为 24~26 ℃，关闭门窗，浴盆中放置防滑垫，放水至1/3~1/2，水温为38~40 ℃，可根据老年人喜好适度调整。

（2）照护员准备：洗净双手，更换短袖、短裤、防滑拖鞋，穿着防水围裙。

（3）物品准备：毛巾、浴巾、小方毛巾、浴液、洗发液、梳子、清洁衣裤、防滑拖鞋。

2. 沟通评估

（1）评估老年人身体状况是否适宜盆浴。

（2）向老年人说明准备协助其盆浴，使老年人做好身心准备。

（3）询问老年人是否需要排便、排尿，并予以协助。

3. 操作流程

（1）协助进入浴室。

①备齐用物，分别放置于浴室适宜位置。

②协助老年人穿着防滑拖鞋。

③搀扶或轮椅运送老年人进入浴室，坐在座椅上。

（2）脱衣洗浴。

①协助老年人脱去衣裤。

②搀扶老年人进入浴盆坐稳泡浴，叮嘱老年人双手握住扶手或盆沿。

（3）清洗头发。

①叮嘱老年人头稍后仰，遮挡耳部，手持淋浴喷头淋湿头发。

②取适量洗发液，双手指腹揉搓头发、按摩头皮，力量适中，由四周发际向头顶部揉搓。观察并询问老年人有无不适。

③遮挡耳部，手持淋浴喷头将洗发液冲干净。用毛巾擦干并包裹头发。

（4）洗脸。

取少量沐浴液为老年人清洁面部及耳后，打开淋浴开关，以手接水洗净面部沐浴液。拧干小方毛巾中的水分，擦干老年人面部及耳后的水渍。

（5）清洗身体。

①放尽浴盆中的水，自颈部由上至下冲淋老年人身体。

②使用小方毛巾包手，倒上适量沐浴液，涂擦老年人颈部、耳后、胸腹部、双上肢、背部、会阴部、臀部、双下肢、双脚，轻轻揉搓肌肤。

③观察并询问老年人有无不适。

④手持淋浴喷头冲净小方毛巾上的沐浴液，边擦拭边冲净老年人肌肤上的沐浴液。关闭淋浴开关。

（6）擦干更衣。

①用毛巾迅速擦干老年人面部及头发。

②用浴巾包裹老年人身体，搀扶老年人出浴盆，坐在浴室座椅上。

③协助老年人更换清洁衣裤。

④搀扶或使用轮椅运送老年人回房间休息。

4. 整理记录

（1）开窗通风，擦干浴室地面。

（2）将用物放回原处。

（3）清洗浴巾、毛巾及老年人换下的衣裤，悬挂晾干。

（4）刷洗浴盆。

（5）记录。

四、协助老年人盆浴的注意事项

（1）浴盆内应放置防滑垫，以防老年人身体下滑。

（2）老年人盆浴时间不可过长，水温不可过高，水量不可过多，以免引起不适。

（3）协助老年人盆浴时，应随时询问和观察老年人的反应，如有不适，应迅速结束操作，告知专业医护人员。

五、为老年人进行床上擦浴操作流程

1. 工作准备

（1）环境准备：室内环境整洁。调节室温为 24~26 ℃，关闭门窗。

（2）照护员准备：衣着整齐，洗净双手。

（3）物品准备：小方毛巾、浴巾、沐浴液、护理垫、清洁衣裤、污水桶、橡胶手套、2 个盛装 40~45 ℃ 温水的暖瓶（擦浴时的水温 38~40 ℃）、脸盆 3 个（用于清理身体、臀部、脚部）、毛巾 3 条（用于擦拭身体、臀部、脚部）。

2. 沟通评估

（1）评估老年人身体状况是否适宜擦浴。

（2）向老年人说明准备为其擦浴，使老年人做好身心准备。

（3）询问老年人是否需要排便、排尿，并予以帮助。

3. 操作方法

（1）擦浴方式。

①备齐用物携至老年人床旁。

②协助老年人脱去衣裤，盖好被子。

③脸盆内倒入温水，浸湿小方毛巾。

④将小方毛巾拧干，涂上沐浴液擦拭老年人身体；投洗小方毛巾，擦净沐浴液，投洗

小方毛巾时，应及时用浴巾遮盖老年人身体暴露部位；最后用浴巾擦干皮肤。按照擦浴顺序逐一进行。

⑤擦拭过程中随时添加热水或更换污水。

⑥擦拭的同时观察老年人有无不适。

（2）擦浴顺序及方法。

①擦洗面部。将浴巾覆盖在枕巾及胸前被子上。擦拭顺序为眼、额、鼻、鼻翼两侧至唇周、面颊、颈、耳及耳后。眼：将小方毛巾拧干，横向对折，再纵向对折。用小方毛巾的四个角分别擦拭双眼的内眼角和外眼角。额：由额中间分别向左，再向右擦洗。鼻：由鼻根擦向鼻尖。翼两侧至唇周：由鼻翼一侧向下至鼻唇部横向擦，沿一侧唇角向下，再横向擦拭下颌。面颊：由唇角向鬓角方向擦拭，用同样方擦拭另一侧。颈：由中间分别向左，再向右擦洗。耳及耳后：由上向下擦拭耳及耳后。

②擦拭手臂。暴露老年人近侧手臂，将浴巾半铺半盖于手臂。打开浴巾，由前臂向上臂擦拭，再用同样手法擦拭另一侧手臂。

③擦拭胸部。将老年人盖被向下折叠，暴露其胸部，用浴巾遮盖胸部。然后打开浴巾上部，环形擦拭老年人胸部。注意擦净皮肤皱褶处，如腋窝、女性乳房下垂部位。

④擦拭腹部。将盖被向下折至老年人大腿上部，用浴巾遮盖老年人胸腹部。掀开浴巾下角向老年人胸部反折，暴露老年人腹部，顺时针螺旋形擦拭腹部，由上向下擦拭腹部两侧。盖好被子，从被子内撤下浴巾。

⑤擦拭背臀部。协助老年人侧卧，面部朝向护理员。将被子向上折起暴露老年人背部和臀部。将浴巾一侧边缘铺于老年人背臀下，向上反折遮盖背部和臀部。打开浴巾，由老年人腰部沿脊柱向上擦至肩颈部，再螺旋向下擦洗背部一侧。再用同样的方法擦洗另一侧。打开浴巾，分别环形擦洗臀部两侧。撤去浴巾，协助老年人取平卧位，盖好被子。

⑥擦拭下肢。暴露一侧下肢，浴巾半铺半盖。打开浴巾，一手固定老年人下肢踝部呈屈膝状，另一手由小腿向大腿方向擦拭。用同样的方法擦洗另一侧下肢。

⑦擦拭会阴部。使用专用水盆，盛装温水 1/3 盆。协助老年人侧卧，臀下垫护理垫后呈平卧位。暴露近侧下肢及会阴部，展开浴巾盖在近侧下肢上。然后戴好橡胶手套，将专用毛巾浸湿后拧干进行擦拭。随时投洗毛巾，直至局部清洁无异味。

老年女性擦洗顺序：由阴阜向下至尿道口、阴道口、肛门，边擦洗边转动毛巾，洗净毛巾后分别擦洗两侧腹股沟。

老年男性擦洗顺序：尿道外口、阴茎、阴囊、腹股沟、肛门，边擦洗边转动毛巾，洗净毛巾后分别擦洗两侧腹股沟部位。

擦拭完毕后盖好被子，撤下浴巾，撤去护理垫。

⑧洗脚。更换脚盆，盛装半盆温水。将老年人被尾向一侧打开，暴露双脚。将浴巾卷起垫在老年人膝下支撑。将老年人一只脚浸没在水中搓洗。抬起老年人的一只脚，涂擦沐

浴液，并揉搓脚掌、脚背、足跟、趾缝、脚踝。将老年人的脚再次浸没在水中，洗净沐浴液。使用脚巾擦干脚部，放入被子内。用同样的方法清洗另一只脚。撤去水盆、护理垫和膝下浴巾，盖好被子。协助老年人更换清洁衣裤。盖好被子。

　　4.整理记录

　　（1）开窗通风。

　　（2）倾倒污水桶。刷洗水盆、污水桶。将用物放回原处。

　　（3）清洗浴巾、毛巾、污衣裤。

　　（4）洗净双手。

　　（5）记录。

六、为老年人进行床上擦浴的注意事项

　　（1）多人同住一室时，应隔帘遮挡。

　　（2）擦浴过程中，动作要轻柔，要及时遮盖老年人暴露部位，以防着凉。

　　（3）随时添加温水，调整水温，并更换污水。

　　（4）擦洗过程中，观察老年人反应，如出现寒颤、面色苍白等情况，要立即停止擦浴并报告。

【实践思考】

　　（1）在协助老年人清洁身体的过程中如何预防安全风险？

　　（2）在协助老年人清洁身体的过程中如何保护老年人的隐私？

　　（3）在指导老年人清洁头发的过程中如何发挥老年人的残存功能？

【技能工单】

技能名称	身体清洁	学时		培训对象	
学生姓名		联系电话		操作成绩	
操作设备		操作时间		操作地点	
技能目的	1. 具有为老年人进行淋浴的能力。 2. 具有为老年人进行盆浴的能力。 3. 具有为老年人进行床上擦浴的能力。				
技能实施	准备	1. 2. 3.			
	操作流程	1. 2. 3. 4. 5. 6. 7.			
	整理用物	1. 2.			
	自我评价				
教师评价					

【活页笔记】

技能名称	身体清洁	姓名		学号	
实践要求	结合技能实施流程，开展实践练习。3人进行老年人身体清洁的模拟操作，1人扮演老年人，1人进行模拟操作，1人观察记录。完成后再交换角色实践练习。				
实践心得体会					
反思与改进					
教师评价					

教学视频

技能 17
更换衣物（SN-17）

【技能目标】

知识目标

（1）了解服装的基础知识。

（2）了解服装搭配的相关知识。

能力目标

（1）具有为老年人更换开襟衣服的能力。

（2）具有为老年人更换套头衣服的能力。

（3）具有为老年人更换裤子的能力。

素质目标

（1）在照护的全过程中体现出三心，即同理心、爱心、责任心。

（2）在照护的全过程中注重老年人的安全防范。

【相关知识】

一、服装

　　服装可以很好地保护身体免受炎热、寒冷等自然环境的影响，用来调节人体体温，保护皮肤免于来自外部的物理、化学刺激，以及灰尘、细菌、害虫、热、日光、药品等方面的伤害。选择合体适龄的服装使人身心愉悦，同时也是身份、生活态度、个人魅力的表现。

二、服装的选择

　　（1）材质：根据材质的不同分为棉布、麻布、丝绸、化纤、混纺、皮革及新型环保材质的炭纤维、竹纤维织物等。

　　（2）人群：随着年龄的增长服装的选择也会有所不同，分为婴幼儿服装、青少年服装、青年服装、老年服装。

　　（3）场合：在特定的场合搭配适宜的服装，如运动服、休闲服、时装、正装、表演服装等。

三、服装的配色

（1）同类色：由同一种色调变化出来的，如深蓝与浅蓝、深红与浅红、深紫与浅紫等，在服装上应用较为广泛。

（2）类比色：指色环上比较相近的颜色相配，一般范围在 90 度以内，例如红色与橙色，给人的感觉比较温和统一。

（3）对比色：运用在衣服上能有鲜艳明快的效果，如红色与绿色，给人的感觉比较强烈，但不宜多用。

【技能导入】

蒋奶奶，73 岁，身高 153 cm，体重 52 kg，与老伴居住在某小区 2 栋 6 号，现由所在社区养老服务中心提供居家照护。蒋奶奶中专文化，退休前在图书馆管理员岗位，有积蓄；爱好唱歌、跳舞，喜食酸甜食物；性格开朗；育有 3 个儿子，均在本地。20 年前蒋奶奶确诊高脂血症，10 年前确诊高血压，3 个月前突发脑卒中。经住院治疗后现已出院居家康复。蒋奶奶左侧肢体活动正常，右侧肢体活动不灵，左上肢向胸前屈曲，左下肢略强直。居家照护员来到老人家中协助并指导老人更换衣物。

【技能分析】

一、主要健康问题

（1）肢体活动障碍：与 3 个月前突发脑卒中有关。

（2）生活不能自理：与肢体活动障碍有关。

二、制订训练方案

针对蒋奶奶的身体情况，制订为其更换衣物的照护方案。

三、需要注意的问题

制订照护方案时考虑到老年人的全身情况、局部情况以及特殊情况，考虑安全风险的规避、老人隐私的保护和自主功能的发挥。

【技能实施】

一、为老年人更换开襟衣服操作流程

1. 工作准备

（1）环境准备：室内环境整洁，温湿度适宜。

（2）照护员准备：衣着整洁，洗净双手。

（3）物品准备：清洁的开襟衣服。

2. 沟通

（1）携用物进入房间。

（2）向老年人说明准备为其更换开襟衣服，使老年人做好心理准备。

3. 操作流程

（1）协助老年人呈坐位或摇起床头，使老年人呈半坐位。

（2）为老年人解开衣扣，衣领向下拉，露出两肩。脱去一侧衣袖，将衣服从背后绕到另一侧，褪下衣袖。

（3）展开清洁的开襟衣服，辨别衣身、衣袖。

（4）从一侧袖口端套入手臂，握住老年人手部套入衣袖，提拉至肩部。叮嘱老年人身体稍前倾，捏住衣领将衣身从背后展开，将另一侧手臂向斜下方或斜上方伸入衣袖。偏瘫老年人脱衣时，先脱健侧，再脱患侧；穿衣时，先穿患侧，再穿健侧。

（5）整理衣服。拉平老年人上衣的衣身，整理衣领。

二、为老年人更换开襟衣服的注意事项

（1）每一步操作需要老年人配合时，应及时进行语言沟通。

（2）辨别好衣身、衣袖，避免协助老年人穿着时，套错衣袖。

（3）操作应轻柔、快捷，避免老年人受凉。

三、为老年人更换套头衣服操作流程

1. 工作准备

（1）环境准备：室内环境整洁，温湿度适宜。

（2）照护员准备：衣着整洁，洗净双手。

（3）物品准备：清洁的套头上衣。

2. 沟通

（1）携用物进入房间。

（2）向老年人说明准备为其更换套头衣服，使老年人做好身心准备。

3. 操作流程

（1）脱下套头衣服。协助老年人取坐位或半坐位。将老年人套头上衣的下端向上拉至胸部，一手扶住老年人肩部，另一手从背后向前脱下衣身部分。然后拉住近侧衣袖袖口，脱下衣袖，再用同样的方法脱下另一侧衣袖。

（2）穿上套头衣服。辨别套头衣服前后面。一只手从袖口处伸入至衣身开口处，握住老年人手腕，将衣袖套入老年人手臂，用同样的方法穿好另一侧衣袖。双手握住衣身前后片下沿至领口开口处，套过老年人头部。

（3）将衣身向下拉至平整。

四、为老年人更换套头衣服的注意事项

（1）协助老年人取坐位及更换套头衣服时注意安全。

（2）先辨别套头衣服前后面，再协助老年人进行穿着，以免穿反。

（3）操作应轻柔、快捷，避免老年人受凉。

五、为老年人穿脱裤子操作流程

1. 工作准备

（1）环境准备：室内环境整洁，温湿度适宜。

（2）照护员准备：衣着整洁，洗净双手。

（3）物品准备：清洁的裤子。

2. 沟通

（1）携用物进入房间。

（2）向老年人说明准备为其更换裤子，使老年人做好身心准备。

3. 操作流程

（1）脱裤子。为老年人松开裤带、裤扣。协助老年人身体左倾，将裤子右侧部分向下拉至臀下；再协助老年人身体右倾，将裤子左侧部分向下拉至臀下。叮嘱能够配合的老年人屈膝，两手分别拉住老年人两侧裤腰向下褪至膝部以下，分别抬起左右下肢，逐一褪出裤腿。

（2）穿裤子。取清洁的裤子并辨别正反面。一手从裤管口套入至裤腰开口处，轻握老年人脚踝，另一手将裤管向老年人大腿方向提拉；再用同样的方法穿上另一条裤管。叮嘱老年人屈膝，两手分别拉住两侧裤腰部分向上提拉至老年人臀部。协助老年人身体左倾，将右侧裤腰部分向上拉至腰部，再协助老年人身体右倾，将裤子左侧部分向上拉至腰部。系好裤带、裤扣。

六、为老年人穿脱裤子的注意事项

（1）穿脱裤子不可硬拽，以免损伤老年人皮肤。

（2）穿裤子时，照护员首先应辨别裤子正反面，以免穿反。

（3）操作应轻柔、快捷，避免老年人受凉。

【实践思考】

（1）在协助老年人更换衣物的过程中存在哪些安全风险？

（2）在协助老年人更换衣物的过程中如何保护老人的隐私？

（3）在指导老年人更换衣物的过程中如何发挥老年人的残存功能？

【技能工单】

技能名称	更换衣物	学时		培训对象	
学生姓名		联系电话		操作成绩	
操作设备		操作时间		操作地点	
技能目的	1. 具有为老年人更换开襟衣服的能力。 2. 具有为老年人更换套头衣服的能力。 3. 具有为老年人更换裤子的能力。				
技能实施	准备	1. 2. 3.			
	操作流程	1. 2. 3. 4. 5. 6. 7.			
	整理用物	1. 2.			
	自我评价				
教师评价					

【活页笔记】

技能名称	更换衣物	姓名		学号	
实践要求	结合技能实施流程，开展实践练习。3人进行为老年人更换衣物的模拟操作，1人扮演老年人，1人进行模拟操作，1人观察记录。完成后再交换角色实践练习。				
实践心得体会					
反思与改进					
教师评价					

教学视频

技能 18
更换床单被服（SN-18）

【技能目标】

知识目标

（1）熟悉老年人生活环境照料的相关知识。

（2）了解老年人居室卫生的相关知识。

能力目标

（1）具有独立进行空床更换被服的能力。

（2）具有为卧床老年人更换被服的能力。

素质目标

（1）在照护的全过程中体现出三心，即同理心、爱心、责任心。

（2）在照护的全过程中注重老年人的安全防范。

【相关知识】

一、老年人生活环境照料

现实生活中，人的健康受到环境的影响，环境与健康有着密不可分的关系。环境是人类生存发展的物质基础，也是与人类健康密切相关的重要条件。当环境处于良好状态时，人体会有健康良好的状态，如果一个人所处环境幽雅、空气清新、和谐稳定，那么他一定会有良好的健康状态，反之则会出现健康危机。

老年人因为年龄的因素使他们的社会角色发生改变，生活圈逐渐缩小，更多的时间在居室中度过，所以创造良好的居室环境、促进老年人的健康尤为重要。老年人的居室需要特别注意周围环境的安静情况，避免嘈杂，室内光线宜柔和明亮，房间有良好的通风设施，安全防护设施配备齐全，此外，可根据老年人个人需求配备相应的适老化家具与床品，并提供完善的应急呼救系统。

二、老年人居室卫生要求

（1）开窗通风。为了保持室内空气新鲜和降低微生物密度，居室内应定时开窗通风，这是日常可实施也是最简便有效的清洁空气的方法。清扫整理室内卫生时可采用湿式清洁法，为了避免打扫时扬起灰尘可将扫帚沾湿再进行清扫，抹布也应清水浸湿拧至半干状态再进行擦拭，这样做可以有效避免灰尘飞扬。需要注意的是每次打扫卫生后要将扫帚和抹布清洗干净并晾至通风处以减少细菌繁殖。

（2）卫生间的清洁。

①保持卫生间的通风良好，卫生间每日开窗通风 2~3 次，每次至少 30 分钟；没有窗户的卫生间，应安装性能良好的排换气扇，并每天保持一定时间使用。公共卫生间要始终保持良好的通风状态。

②加强卫生间的清洁卫生，要及时清理卫生间垃圾，保持卫生间的环境清洁卫生，并注意保持卫生间地面无积水。

③加强手卫生措施，公共卫生间洗手处需配备洗手液等洁手用品；工作人员保持手卫生，随时洗手或用含乙醇速干手消毒剂。有肉眼可见污染物时应使用洗手液在流动水下洗手，然后消毒。

④加强卫生间表面及物体表面消毒。可用 500~1000 mg/L 的含氯消毒液，擦拭、喷洒卫生间地面或墙面进行消毒，消毒顺序由外向内，作业时间不少于 30 分钟。门把手、水龙头等，可用 500 mg/L 的含氯消毒液、75% 酒精或其他可用于表面消毒的消毒剂擦拭消毒，作用 30 分钟后清水擦拭干净。

⑤加强拖布和抹布等洁具消毒。应专区专用，专物专用，避免交叉感染。使用后以1000 mg/L 的含氯消毒液进行浸泡消毒，作用 30 分钟后用清水冲洗干净，晾干存放。

（3）餐具的清洁。餐具应定期进行消毒处理，这样可以有效避免疾病的传播与感染。餐具的消毒有以下几种方法：煮沸法，这是最简便有效的消毒方法，用此方法时水一定要没过餐具，不可重叠放置，煮沸时间为水沸腾后计时 5~10 分钟。蒸气消毒法，可选用大蒸锅，餐具隔水沸腾后利用蒸气消毒 10~15 分钟。消毒柜消毒法，采用远红外餐具消毒柜干热消毒法，温度达 125 ℃，消毒 15 分钟。

（4）床单位整理与消毒。老年人每日晨起、午睡后，需要对老年人床铺的床单位进行清扫整理。保持床单位平整、干燥、无渣屑。在进行扫床时，扫床刷要套上刷套（刷套需浸泡过浓度为 500 mg/L 的含氯消毒液，以挤不出水为宜）进行清扫。一床一套，不可混用。对于卧床的老年人，照护员还应注意在三餐后、晚睡前进行床铺的清扫整理，避免食物的残渣掉落床上，造成老年人卧位不适以及引发压疮。换下的床单、被套等需要送到统一的清洗间用专用洗衣机进行洗涤并晾晒烘干等。

【技能导入】

朱爷爷，77 岁，身高 178 cm，体重 63 kg，居住在某小区 10 栋 8-3 号房，现由该社区养老服务中心实施居家照护。朱爷爷大学教授退休，爱好书法、阅读；饮食清淡，性格内敛；育有一儿一女，均在本地。8 年前确诊慢性肾衰竭；3 年前确诊高血压；6 个月前突发脑卒中，经住院治疗后现已出院居家康复。朱爷爷目前右侧肢体活动正常，左侧肢体活动不灵，左上肢向胸前屈曲，左下肢略强直。由于疾病原因爷爷变得易忧郁，子女因工作不能提供日常照护，老伴一年前离世，由老人的妹妹协助照顾，特申请居家上门照护。今天天气很好，家人想把床单换下清洗晾晒，居家照护员到达朱爷爷家中为其更换清洁床单，并指导家属更换被服。

【技能分析】

一、主要健康问题

（1）肢体活动障碍：与6个月前突发脑卒中有关。

（2）生活不能自理：与肢体活动障碍有关。

二、制订训练方案

针对朱爷爷的身体情况，制订为其更换床单被服的照护方案。

三、需要注意的问题

制订照护方案时考虑到老年人的全身情况、局部情况以及特殊情况，考虑安全风险的规避、老人隐私的保护和自主功能的发挥。

【技能实施】

一、空床更换被服操作流程

1. 工作准备

（1）环境准备：环境整洁，温湿度适宜。关闭门窗，必要时遮挡屏风。

（2）照护员准备：服装整洁，洗净双手，戴帽子、戴口罩。

（3）物品准备：扫床车、床刷、清洁潮湿刷套数个、脸盆2个（分别盛装洁净刷套、污染刷套）、清洁床单数件、被罩数件、枕套数个。

2. 操作流程

（1）更换床单。

①推车进入居室。物品按使用顺序码放在床尾椅子上（顺序为上层床单，中层被罩，下层枕套）。

②移开床旁桌，距床20 cm。

③从床头至床尾松开床单四边，床单两侧纵边分别向上反折卷起。

④将床单的床头、床尾部分向床中间卷起。

⑤将污染床单放于污物袋内。

⑥清扫床褥，方法同整理空床单位。

⑦取清洁床单展开，床单中线位于床中线上，床单短边应分别超过床头、床尾。

⑧右手托起近侧床头的床垫边角，左手伸过床头中线将床单折入床垫下，扶持床头角，右手将床单长边的边缘垂直折于床褥下面。

⑨移至近侧床尾，用同样的方法铺好床单的床尾边角。

⑩移至近侧床中间，两手下拉床单中部边缘，塞于床垫下。

⑪转至对侧，用同样的方法铺好对侧床单。

（2）更换被套。

①站在床右侧，将被子展开平铺于床上。

②打开被罩被尾开口端，一手揪住被罩边缘，另一手伸入被罩中分别将两侧被胎向中间对折。

③一手抓住被罩被头部分，另一手抓住棉胎被头部分，撤出棉胎，呈 S 形置于床尾。

④将污染的被罩放于污衣袋内。

⑤将清洁被套展开，中线对齐床中线，打开被套的被尾开口。

⑥一手抓住棉胎被头部分将棉胎装入清洁被罩内，棉胎被头处充满被罩被头部分，无虚沿。

⑦在被罩内将棉胎侧边分别向两侧展开铺平，棉胎四角充实于被套四角，系好床尾侧被罩系带。

⑧将棉被两侧向内反折，与床沿平齐，被尾向内反折，与床尾平齐。

（3）更换枕套。

①将枕芯从枕套中撤出，将污枕套放在污衣袋内。

②在床尾部，取清洁枕套反转，内面朝外，双手伸进枕套内撑开并揪住两内角，抓住枕芯两角，反转枕套套好。

③拍松枕芯，平放于床头，如果枕套侧面开口，开口端应背向门口。

3. 整理用物

（1）移回床旁桌、床旁椅。

（2）开窗通风，使用快速手消毒剂消毒双手或洗手。

（3）推扫床车离开房间，轻关房门。

二、空床更换被服的注意事项

（1）清洁被服应根据床位数准备充足，放置合理。

（2）将棉胎装入被罩内，被头部分应充实，不可有虚沿。

（3）套好的枕头应四角充实。

（4）操作过程注意节力。

三、为卧床老年人更换被服操作流程

1. 工作准备

（1）环境准备：环境整洁，温湿度适宜。关闭门窗，必要时遮挡屏风。

（2）照护员准备：服装整洁，戴帽子，戴口罩。

（3）老年人准备：老年人平卧于床上，盖好被子。

（4）物品准备：扫床车、床刷、清洁潮湿刷套数个、脸盆2个（分别盛装洁净、污染的刷套）、清洁床单数件、被罩数件、枕套数个。

2. 沟通

（1）推车进入老年人居室，关闭门窗。

（2）向老年人解释准备为其更换被服，使老年人做好身心准备。

3. 操作方法

（1）更换床单。

①物品按使用顺序码放在床尾椅上（顺序为上层床单，中层被罩，下层枕套）。移开床旁桌，距床20 cm。

②站在床的右侧，放下近侧床挡，检查对侧床挡是否拉起且牢固。

③一手托起老年人头部，另一手将枕头平移向床的对侧，协助老年人向对侧翻身，盖好被子。

④从床头至床尾，松开近侧床单，将床单向上卷起至老年人身下。

⑤取床刷套上清洁潮湿刷套，从床头扫至床尾，靠近床中线清扫近侧床垫上的渣屑，每扫一刷要重叠上一刷的1/3，避免遗漏。

⑥取清洁床单，床单的纵向中线对齐床中线，展开近侧床单平整铺于床褥上，余下的一半卷于老年人身下，近侧床单边缘反折于床垫下。方法同空床更换床单操作。

⑦将枕头移至近侧，协助老年人翻转身体侧卧于清洁床单上（面向护理员），盖好被子，拉起近侧床挡。

⑧转至床对侧，放下床挡，从床头至床尾松开污染床单，将床单向上卷起，再将污染床单分别从床头、床尾向中间卷起放在污衣袋内。清扫褥垫上的渣屑（方法同前），撤下刷套，放在盛放污染刷套盆中。

⑨拉平老年人身下的清洁床单，平整铺于床褥上，近侧床单边缘反折于床垫下，方法同空床更换床单操作。折好床单边角方法同前。协助老年人平卧于床中线上，盖好被子。

（2）更换被罩。

①站在床右侧，将盖于老年人身上的被子两侧及被尾展开。卷起一侧污染床单，清扫近侧褥垫，展开近侧清洁床单，近侧边缘折于床褥下。

②打开被罩被尾开口端，一手揪住被罩边缘，另一手伸入被罩中分别将两侧被胎向中

间对折。

③一手抓住被罩被头部分，另一手抓住棉胎被头部分，撤出棉胎，呈S形置于床尾。被罩仍覆盖在老年人身体上。

④取清洁被罩平铺于污被罩上，被罩中线对准床中线。清洁床罩的被头部分置于老年人颈部。

⑤打开清洁被罩被尾开口端，一手抓住棉胎被头部分将棉胎装入清洁被罩内，棉胎被头处充满被罩被头部分，无虚沿。

⑥在被罩内将棉胎侧边分别向两侧展开铺平，棉胎四角充实于被套四角，系好床尾侧被罩系带。

⑦从床头向床尾方向翻卷撤出污染被罩，放在污衣袋内。

⑧将棉被两侧向内反折，与床沿平齐，被尾向内反折，与床尾平齐。

（3）更换枕套。

①告知老年人即将更换枕套，一手托起老年人头部，另一手撤出枕头。

②在床尾处将枕芯从枕套中撤出，将污枕套放在污衣袋内。

③取清洁枕套反转内面朝外，双手伸进枕套内撑开并揪住两内角。

④抓住枕芯两角，反转枕套套好。

⑤将枕头从老年人胸前放至左侧头部旁边，照护员右手托起老年人头部，左手从老年人头下方将枕头拉至头下适宜位置。枕套为侧开口时，开口端应背向门。

4. 整理记录

（1）护理员移回床旁桌、床旁椅。

（2）开窗通风，使用快速手消毒剂消毒双手或洗手。

（3）推扫床车离开房间，轻关房门。

（4）记录。

四、为卧床老年人更换被服的注意事项

（1）协助老年人翻身侧卧时，应拉起床挡，防止发生坠床。

（2）更换被罩时，避免遮住老年人口鼻。

（3）套好清洁被罩，立即撤下污染被罩。

（4）操作动作应轻稳，不要过多暴露老年人身体，以免受凉。

【实践思考】

（1）在协助老年人更换床单被服的过程中存在哪些安全风险？

（2）在指导老年人更换床单被服的过程中如何发挥老年人的残存功能？

【技能工单】

技能名称	更换床单被服	学时		培训对象	
学生姓名		联系电话		操作成绩	
操作设备		操作时间		操作地点	
技能目的	1.具有独立进行空床更换被服的能力。 2.具有为卧床老年人更换被服的能力。				
技能实施	准备	1. 2. 3.			
	操作流程	1. 2. 3. 4. 5. 6. 7.			
	整理用物	1. 2.			
	自我评价				
教师评价					

【活页笔记】

技能名称	更换床单被服	姓名		学号	
实践要求	结合技能实施流程，开展实践练习。3人进行更换床单被服的模拟操作，1人扮演老年人，1人进行模拟操作，1人观察记录。完成后再交换角色实践练习。				
实践心得体会					
反思与改进					
教师评价					

教学视频

技能 19
压疮预防（SN-19）

【技能目标】

知识目标

（1）掌握压疮的概念及发生的原因。

（2）掌握压疮的好发部位及分期表现。

（3）掌握预防压疮的相关知识。

能力目标

（1）具有识别压疮分期的能力。

（2）具有为老年人翻身及识别处理 I 期压疮的能力。

素质目标

（1）在照护的全过程中体现出三心，即同理心、爱心、责任心。

（2）在照护的全过程中注重老年人的安全防范。

【相关知识】

一、压疮的概念

压疮又称压力性溃疡、褥疮，是由于身体局部组织长期受压，导致持续缺血、缺氧、营养不良，致使皮肤失去正常功能而引起的局限性组织破损和坏死。

二、压疮发生的原因

（1）力学因素。

①压力：对局部组织的持续性垂直压力是引起压疮的最重要原因。局部组织持续受压，可导致毛细血管血液循环障碍，造成组织缺氧，持续超过 2 小时，就可能引起组织不可逆的损害，导致压疮的发生。

②摩擦力：由两层相互接触的表面发生相对移动而产生。老人在床上活动或搬运老人时，皮肤受到床单和衣服表面的逆行阻力摩擦，易损伤皮肤角质层。当皮肤被擦伤后，再受到汗渍、尿液、粪便等的浸渍时，更易发生压疮。

③剪切力：由两层组织相邻表面间的滑行而产生的进行性相对移位所引起，由压力和

摩擦力协同作用而成，与体位有密切关系。

（2）局部潮湿或排泄物刺激。失能老人因大小便、汗液、尿液等引起的潮湿刺激导致皮肤浸渍、松软，削弱其保护屏障作用，致使皮肤易受剪切力和摩擦力等损伤。

（3）营养状况。营养不足、皮下脂肪减少、肌肉萎缩等是导致压疮形成的另一重要原因。

三、压疮的分期

（1）可疑的深部组织损伤皮下软组织受到压力或剪切力的损害，局部皮肤完整但可出现颜色改变，如紫色或褐红色，或导致充血的水疱。与周围组织比较，这些受损区域的软组织可能有疼痛、硬块、黏糊状渗出、潮湿、发热或冰冷。

（2）Ⅰ度压疮，瘀血红润期——皮肤完整，表现为红、肿、热、痛或麻木，出现压之不褪色的红斑。此期皮肤完整性未被破坏，仅出现暂时性血液循环障碍。

（3）Ⅱ度压疮，炎性浸润期——皮肤的表皮层、真皮层或二者均发生损伤或坏死。受压部位呈紫红色，皮下产生硬结。皮肤因水肿而变薄，有水泡形成。

（4）Ⅲ度压疮，浅度溃疡期——全层皮肤破坏，可深及皮下组织和深层组织。表皮水疱逐步扩大、破溃，真皮层创面有黄色渗出液，感染后表面有脓液覆盖。

（5）Ⅳ度压疮，坏死溃疡期——压疮严重期，坏死组织侵入真皮层和肌肉层，感染向周边及深部扩展，可深达骨面。坏死组织发黑，脓性分泌物增多，有臭味。

（6）无法分期的压疮典型特征：全层组织缺失，溃疡底部有腐肉覆盖（黄色、黄褐色、灰色、绿色或褐色），或者伤口处有焦痂附着（炭色、褐色或黑色）。

【技能导入】

李奶奶，81岁，身高158 cm，体重61 kg，现入住某养老机构501房间2床。中专文化，事业单位退休干部，1年前丧偶。喜欢看电视，喜甜食，性格孤僻，脾气不好。育有三儿一女。患帕金森病10年，口服抗帕金森药物治疗；原发性高血压15年，口服降压药物治疗；2型糖尿病8年，血糖控制不佳。半年前，李奶奶在活动时跌倒，导致右侧髋部骨折，在医院行髋关节置换手术，康复后入住养老机构。目前李奶奶反应迟钝，害怕跌倒，不敢自行活动，导致日常生活不能自理，但交流基本正常，血压控制良好。现在行走、穿衣、上下床、如厕均需照顾，不能自行行走，翻身困难，不愿活动；睡眠较差，消瘦。请照护员执行压疮预防。

【技能分析】

一、主要健康问题

（1）肢体活动障碍：与右侧髋部骨折有关。

（2）生活不能自理：与肢体活动障碍有关。

（3）压疮风险：与长期卧床有关。

二、制订训练方案

针对李奶奶的身体情况，为其制订压疮预防的照护方案。

三、需要注意的问题

制订照护方案时考虑到老年人的全身情况、局部情况以及特殊情况，考虑安全风险的规避、老人隐私的保护和自主功能的发挥。

【技能实施】

一、为老年人翻身及识别处理Ⅰ期压疮操作流程

1. 工作准备

（1）环境准备：室内环境整洁，温湿度适宜，关闭门窗，必要时用屏风遮挡。

（2）照护员准备：衣着整洁，洗净双手。

（3）物品准备：尺子、记录单、笔、体位垫。

2. 沟通

（1）携用物进入房间，将用物放在床头桌上。

（2）向老年人说明准备协助其翻身、观察皮肤变化并对症处理，以取得老年人的配合。

3. 操作流程

（1）协助向对侧翻身。

①一手抬起老年人头部，另一手将枕头移至对侧。

②将老年人双手交叉，近侧手放在对侧手上方；将老年人双脚交叉，近侧脚放在对侧脚上方。

③一手放在老年人肩颈部，一手放在老年人腰臀部，将老年人稍移向自己。

④再次向对侧用力，使老年人翻至对侧。

⑤将体位垫放于老年人背部支撑身体，以维持舒适安全的体位。

（2）观察皮肤变化并识别Ⅰ期压疮。

①按从头至脚的顺序依次观察后枕部、肩胛部、肘部、骶尾部、足跟部的皮肤。

②观察皮肤完整度、皮肤颜色。

③如发现皮肤发红（非暗红色、非褐色或紫色），皮肤完整无破损，则可用手指按压红斑，观察有无变白，如没有变白，则为Ⅰ期压疮。

④使用尺子测量压疮皮肤面积。

⑤记录查看时间、皮肤异常部位、表现及面积。

（3）处理并报告。

①保证床单平整、无渣屑。

②使用合适的体位垫，使压疮部位悬空，必要时使用减压的泡沫辅助。

③观察和询问老年人是否舒适。

4. 整理记录

（1）整理好床单位。

（2）协助老年人穿好衣裤，避免褶皱，发现潮湿时及时更换。

（3）洗净双手。

（4）记录。

二、注意事项

（1）防止局部长期受压。对有头发遮挡的枕骨粗隆、耳廓背面，应特别注意扒开头发认真检查。

（2）照护过程中防止手表、指甲划伤老年人的皮肤。应常修剪老年人的手脚指甲，以防自伤。便器等护理用具应完好，不会刮伤、蹭伤皮肤。

（3）鼓励老年人尽量做力所能及的活动，如下床、关节自主运动等，以促进静脉回流，起到预防压疮的作用。

（4）侧卧位时需要观察的部位有被压侧的耳廓、肩部、髋部、膝关节的内外侧、内外踝部的皮肤。

【实践思考】

（1）在协助老年人预防压疮的过程中存在哪些安全风险？

（2）在协助老年人预防压疮的过程中如何保护老人的隐私？

（3）在指导老年人预防压疮的过程中如何发挥老年人的残存功能？

【技能工单】

技能名称	压疮预防	学时		培训对象	
学生姓名		联系电话		操作成绩	
操作设备		操作时间		操作地点	
技能目的	1. 具有识别压疮分期的能力。 2. 具有为老年人翻身及识别处理 I 期压疮的能力。				
技能实施	准备	1. 2. 3.			
	操作流程	1. 2. 3. 4. 5. 6. 7.			
	整理用物	1. 2.			
	自我评价				
教师评价					

【活页笔记】

技能名称	压疮预防	姓名		学号	
实践要求	结合技能实施流程，开展实践练习。3人进行老年人压疮预防的模拟操作，1人扮演老年人，1人进行模拟操作，1人观察记录。完成后再交换角色实践练习。				
实践心得体会					
反思与改进					
教师评价					

模块 4：饮食照护

【模块描述】

　　失能老年人由于肢体运动感觉功能障碍、吞咽障碍等问题导致不能自主完成进食，需要照护员协助完成。本模块介绍了为老年人摆放进食体位，协助进食进水，鼻饲照护等内容。在为老年人进行饮食照护的过程中需要照护员以老年人为中心，耐心、细心地提供安全、有效、适宜的照护。

【学习目标】

掌握

为老年人进行饮食照护的方法。

熟悉

饮食照护的相关知识。

了解

为老年人进行饮食照护的工具。

技能 20
进食体位摆放（SN-20）

【技能目标】

知识目标

（1）理解为老年人摆放进食体位的意义。

（2）掌握老年人进食体位的种类。

能力目标

（1）具备为老年人摆放轮椅坐位与床上坐位进食体位的能力。

（2）具备为老年人摆放半卧位与侧卧位进食体位的能力。

素质目标

（1）在照护的全过程中体现出三心，即同理心、爱心、责任心。

（2）在照护的全过程中注重老年人的安全防范。

【相关知识】

一、老年人进食体位的概念

老年人进食体位是根据老年人相关疾病及自理程度，采取适宜的进餐姿势。

二、老年人进食体位摆放的目的

为老年人摆放适宜的进食体位，其目的是利于进食，利于增进老年人的食欲和进食量，增加营养的摄入，提高机体免疫力，同时可以避免不良体位引发呛咳、误吸、噎食、窒息等意外。

三、老年人进食体位的种类

（1）轮椅坐位进食体位：适用于下肢功能障碍或行走无力的老年人。

（2）床上坐位进食体位：适用于下肢功能障碍或行走无力的老年人。

（3）半卧位进食体位：适用于完全不能自理的老年人。

（4）侧卧位进食体位：适用于完全不能自理的老年人。

【技能导入】

唐奶奶，81岁，身高162 cm，体重65 kg，独自居住在某小区1栋206室，由社区居家服务中心的照护员实施居家照护。唐奶奶小学文化，从小在农村长大，后随丈夫来城市打工安家落户；爱好做针线、种植；饮食清淡；性格温和开朗，爱与人交流。老伴已过世，育有两个女儿。20多年前确诊高血压，半年前唐奶奶在家不慎跌倒导致右侧股骨骨折，经保守治疗后回家休养。早上居家照护员到达唐奶奶家中，为老年人摆放进食体位。

【技能分析】

一、主要健康问题

（1）肢体活动障碍：与右侧股骨骨折有关。

（2）生活不能自理：与肢体活动障碍有关。

二、制订训练方案

针对唐奶奶的身体情况，为其制订摆放进食体位的照护方案。

三、需要注意的问题

制订照护方案时考虑到老年人的全身情况、局部情况以及特殊情况，考虑安全风险的规避和自主功能的发挥。

【技能实施】

一、为老年人摆放进食体位操作流程

1. 工作准备

（1）环境准备：室内环境整洁，无异味。温湿度适宜。

（2）照护员准备：衣着整洁，洗净双手。

（3）物品准备：轮椅、软枕、毛巾。

2. 沟通

（1）携用物进入房间。

（2）向老年人说明准备进食，使老年人获得身心准备。

（3）询问老年人进食前是否需要排便，根据需要协助。

（4）协助老年人洗手。

3. 操作流程

根据老年人自理程度及病情采取适宜的进食体位。

（1）轮椅坐位。

①老年人坐在床边。照护员将轮椅推至床旁，轮椅与床边夹角成30°~45°，刹车固定，抬起脚踏板。

②搀扶老年人起身站稳，叮嘱老年人双手扶住护理员肩臂部，移步转身背对轮椅，坐在轮椅中间，后背靠紧椅背。

③协助老年人系上腰间安全带。放平轮椅脚踏板，协助老年人将双脚放于脚踏板上。

④推轮椅至餐桌前，固定刹车。

⑤在老年人颌下及胸前垫好毛巾。叮嘱老年人进餐时身体前倾。

（2）床上坐位。

①电动床、机械摇把床：摇起床头以协助老年人坐起。

②普通床：协助老年人侧卧，手肘支撑床面坐起，将软枕垫于老年人后背，屈膝外展或盘腿，确保坐位稳定、舒适。

③面前放置餐桌或餐板。在老年人颌下及胸前垫好毛巾。叮嘱老年人进餐时身体前倾。

（3）半卧位。

①电动床、机械摇把床：摇起床头与床的水平面夹角成30°~45°，老年人上身坐起；摇起床尾，使老年人屈膝，避免身体下滑。

②普通床：协助老年人坐起，背后垫软枕，使老年人身体与床的水平面夹角成30°~45°，在老年人膝下垫软枕，使其屈膝，在脚底放置软枕，起到支撑作用。

③在老年人颌下及胸前垫好毛巾。

二、注意事项

（1）协助老年人摆放体位前应做好评估。

（2）摆放体位时动作应轻柔，确保安全。

【实践思考】

（1）如何根据老年人的身体情况选择合适的进食体位？

（2）在为老年人摆放进食体位的过程中存在哪些安全风险？

（3）在为老年人摆放进食体位的过程中如何发挥老年人的残存功能？

【技能工单】

技能名称	进食体位摆放	学时		培训对象	
学生姓名		联系电话		操作成绩	
操作设备		操作时间		操作地点	
技能目的	1. 具有为老年人摆放轮椅坐位与床上坐位进食体位的能力。 2. 具有为老年人摆放半卧位与侧卧位进食体位的能力。				
技能实施	准备	1. 2. 3.			
	操作流程	1. 2. 3. 4. 5. 6. 7.			
	整理用物	1. 2.			
	自我评价				
教师评价					

【活页笔记】

技能名称	进食体位摆放	姓名		学号	
实践要求	结合技能实施流程，开展实践练习。3 人进行老年人进食体位摆放的模拟操作，1 人扮演老年人，1 人进行模拟操作，1 人观察记录。完成后再交换角色实践练习。				
实践心得体会					
反思与改进					
教师评价					

教学视频

技能 21
进食进水协助（SN-21）

【技能目标】

知识目标

（1）熟悉老年人对食物营养需求的知识。

（2）掌握影响老年人营养摄入的相关因素。

能力目标

（1）具有协助老年人进食的能力。

（2）具有协助老年人进水的能力。

素质目标

（1）在照护的全过程中体现出三心，即同理心、爱心、责任心。

（2）在照护的全过程中注重老年人的安全防范。

【相关知识】

一、老年人的营养需求

老年人的合理营养可减慢衰老，增强老年人的体质。根据老年人的体质与生理特点，在饮食方面应遵循的原则是减少热量的供给，采用易消化的食物，进行适当的体力活动以维持适宜体重，注意水分的供给及膳食纤维摄入，少摄入糖和盐，多吃高蛋白食品、蔬菜和水果等。

（1）碳水化合物。膳食碳水化合物是人类获取能量的最经济和最主要的来源，能够提供和储存热能；碳水化合物是构成机体组织的重要物质，维持大脑功能必需的能源并参与细胞的组成和多种活动；此外还有调节脂肪代谢、提供膳食纤维、节约蛋白质、抗生酮、解毒和增强肠道功能的作用。人们每天摄入的55%~65%的热量应来自碳水化合物，一般从60岁以后热能的摄入应较年轻时减少，以免过剩导致超重或肥胖。

（2）蛋白质。蛋白质约占人体全部质量的18%，是生命的物质基础，是有机大分子，是构成细胞的基本有机物，是生命活动的主要承担者。氨基酸是蛋白质的基本组成单位，它是与生命及与各种形式的生命活动紧密联系在一起的物质。机体中的每一个细胞和所有重要组成部分都有蛋白质参与。

（3）脂肪。老年人对脂肪的消化功能下降，并且人体内脂肪组织所占比例随年龄增长而增加，因此膳食中的脂肪不宜过多。合理搭配膳食，尽量减少或避免摄入饱和脂肪酸与胆固醇，如肥猪肉、猪油、牛油、黄油、酥油、植物油、油炸食品等，可以多吃一些花生油、豆油、橄榄油等植物油。也可交替选择食用不同品牌的食用油。

（4）维生素。维生素是维持身体健康、调节生理功能、延缓衰老所必需的一类有机化合物。这类物质在体内既不是构成身体组织的原料，也不是能量的来源，而是一类调节物质，在物质代谢中起重要作用。这类物质由于体内不能合成或合成量少，必须由食物补充供给。

（5）膳食纤维。膳食纤维是不能被消化酶分解的一种多糖类物质，它既不能被胃肠道消化吸收，也不能产生能量，但在维持人体的健康中却起着非常重要的作用。它可以有效改善肠道功能、降低血糖与胆固醇、控制体重等。

二、影响老年人营养摄入的因素

（1）生理因素。老年人味觉功能减退的同时还伴有嗅觉功能的下降，从而影响进食的欲望。由于生理原因导致牙齿脱落及咀嚼肌功能降低影响营养的摄取。胃肠消化功能下降，老年人进食过多高蛋白及脂肪类食物易增加胃肠负担，造成腹泻等不良影响。身体活动量的减少对食物量的需求也随之下降。

（2）疾病因素。老年人会存在一些慢性疾病，在持续的药物治疗时会限制部分营养物质的摄入以及药物对营养素的吸收有一定影响。

（3）心理因素。随着老年人身体功能的减退，对家庭成员或照护人员的依赖也随之增多，可能会产生无用感及自卑心理。

（4）社会因素。老年人不同的生活环境、社会地位、文化水平，以及经济收入都会影响其对食物种类的选择和摄入量。

【技能导入】

冯奶奶，73 岁，身高 155 cm，体重 63 kg，现与配偶一起入住某养老机构 501 房间 2 床。冯奶奶高中文化，喜欢看电视；喜好糖醋口味的食物；性格开朗，喜欢与人交流沟通。患 2 型糖尿病 12 年，口服降糖药控制血糖；原发性高血压 14 年，口服降压药物治疗，血糖、血压控制良好。半年前突发脑梗死，目前左侧肢体活动不灵，右侧肢体活动尚可，无法独立行走，日常以轮椅代步。沟通交流尚可，生活需要协助，无法独立进食进水。请照护员协助老人进食进水。

【技能分析】

一、主要健康问题

（1）肢体活动障碍：与脑梗死有关。

（2）生活不能自理：与肢体活动障碍有关。

二、制订训练方案

针对冯奶奶的身体情况，为其制订协助进食进水的照护方案。

三、需要注意的问题

制订照护方案时考虑到老年人的全身情况、局部情况以及特殊情况，考虑安全风险的规避和自主功能的发挥。

【技能实施】

一、协助老年人进食操作流程

1. 工作准备

（1）环境准备：室内环境整洁，温湿度适宜，无异味。

（2）照护员准备：服装整洁，洗净双手。

（3）老年人准备：提前协助排空大小便，协助洗净双手，协助有义齿的老年人戴上义齿，协助老年人服用餐前口服药。

（4）物品准备：准备餐具（碗、筷、汤匙）及食物、纸巾、清洁口腔用物。

2. 沟通评估

（1）核对食物并端入房间。

（2）向老年人说明食物名称，并询问有无特殊需求。

（3）评估老年人吞咽能力，肢体活动能力。

3. 操作方法

（1）协助自行进餐老年人进食。

①指导老年人上身坐直或稍向前倾。

②叮嘱老年人小口进食，细嚼慢咽，不要边进食边讲话，以免发生呛咳。

（2）协助视力障碍老年人进食。

①将带有骨头的食物剔骨，鱼类剔除鱼刺。

②将盛装温热食物的餐碗放在老年人餐桌上。

③拉住老年人的手分别确认饭、菜、汤的位置，同时告知其食物的种类。

④将汤匙递到老年人手中。

⑤叮嘱老年人要细嚼慢咽，小心进食。

（3）喂饭。

①用手触及碗壁感受食物温热程度。

②以汤匙喂饭，每一口食物宜为汤匙的 1/3。

③确认老年人完全咽下，再喂下一口。

④按照饭、菜、汤交替的方式喂饭，直至进食完毕。

4. 整理记录

（1）撤下餐具。

（2）叮嘱老年人进食后不能立即平卧，保持进食体位 30 分钟。

（3）协助老年人进食后漱口，并用毛巾擦干口角水痕。

（4）为床上进食老年人撤下餐板或餐桌，整理床单位。

（5）记录。

二、协助老年人进食的注意事项

（1）进餐前触碰碗壁检查食物温度。

（2）老年人进餐后不宜立即平卧，防止食物反流。

（3）对于有咀嚼或吞咽困难的老年人，应将食物打碎成糊状。

三、协助老年人进水操作流程

1. 工作准备

（1）环境准备：室内环境整洁，无异味。温湿度适宜。

（2）照护员准备：衣着整洁，洗净双手。

（3）物品准备：准备水杯或小水壶盛装温开水至水杯的 1/2~2/3（触及杯壁测试温度，温热、不烫手为宜），吸管、汤匙、小毛巾。

2. 沟通评估

（1）携用物进入房间。

（2）提醒老年人饮水取坐位或半坐位，并询问有无特殊需求。

（3）评估老年人吞咽能力，肢体活动能力。

3. 操作方法

（1）协助可自行饮水老年人饮水。

①协助老年人取坐位，叮嘱老年人饮水时身体坐直，小口饮用。

②将水杯递到老年人手中，确认其拿稳水杯，看护其直接饮水或借助吸管饮水。

③老年人出现呛咳时，应稍事休息再饮用。

（2）用吸管喂水。

①协助老年人取半坐位，照护员手持水杯，将吸管上端放入老年人口中。

②叮嘱老年人吸水时不要用力过猛。

③确保吸管末端在杯中水面以下。

（3）用汤匙喂水。

①手持汤匙，舀水为汤匙的 1/2~2/3。

②靠近老年人口唇，紧贴唇沿，缓慢抬手，让老年人嘟嘴吸吮。

③确认老年人下咽后，再喂下一汤匙。

4. 整理记录

（1）将水杯或小水壶放回原处。

（2）用小毛巾擦干老年人口角水痕。

（3）叮嘱老年人保持体位 30 分钟后再躺下休息，为卧床老年人整理床单位。

（4）根据老年人病情需要，记录饮水量。

四、协助老年人进水的注意事项

（1）开水晾温再递交到老年人手中或进行喂水，防止发生烫伤。

（2）老年人饮水后不可立即平卧，防止反流发生呛咳或误吸。

（3）对不能自理的老年人应每日分次、定时喂水。

【实践思考】

（1）在协助老年人进食进水的过程中存在哪些安全风险？

（2）在协助老年人进食进水的过程中如何发挥老年人的残存功能？

【技能工单】

技能名称	进食进水协助	学时		培训对象	
学生姓名		联系电话		操作成绩	
操作设备		操作时间		操作地点	
技能目的	1. 具有协助老年人进食的能力。 2. 具有协助老年人进水的能力。				
技能实施	准备	1. 2. 3.			
	操作流程	1. 2. 3. 4. 5. 6. 7.			
	整理用物	1. 2.			
	自我评价				
教师评价					

【活页笔记】

技能名称	进食进水协助	姓名		学号	
实践要求	结合技能实施流程，开展实践练习。3人进行老年人进食进水模拟操作，1人扮演老年人，1人进行模拟操作，1人观察记录。完成后再交换角色实践练习。				
实践心得体会					
反思与改进					
教师评价					

技能 22
鼻饲照护（SN-22）

【技能目标】

知识目标

（1）掌握鼻饲饮食种类的相关知识。

（2）掌握确认胃管是否在胃内的相关知识。

能力目标

具有能照护戴鼻饲管老年人进食的能力。

素质目标

（1）在照护的全过程中体现出三心，即同理心、爱心、责任心。

（2）在照护的全过程中注重老年人的安全防范。

【相关知识】

一、鼻饲的概念和目的

鼻饲法是将导管经鼻腔插入胃内，从管内灌注流质食物、水分和药物的方法。鼻饲法适用于不能自行经口进食的病人，以鼻胃管供给食物或药物维持病人营养和治疗的需要。

二、鼻饲饮食的种类

（1）混合奶：流质饮食，适用于身体虚弱，消化功能差的鼻饲老年人。其成分有牛奶、豆浆、藕粉、豆粉、浓肉汤、鸡汤、奶粉、麦乳精、鲜果汁、菜汁等，具有营养丰富、易消化吸收等特点。

（2）匀浆混合奶：将混合食物搅拌打碎的混合浆液，适用于消化功能好的鼻饲老年人。其成分有牛奶、豆浆、豆腐、水煮蛋、瘦肉末、熟肝、稠粥、软饭等，具有营养平衡、富含膳食纤维、口感好、易消化等特点。

（3）要素饮食：简练精致、易消化吸收，适用于非感染性严重腹泻、消化不良、慢性消耗性疾病的老年人。其成分有游离氨基酸、单糖、主要脂肪酸、维生素、无机盐类及微量元素等。具有无须经过消化过程即可直接被肠道消化吸收利用，为人体提供营养与热量的特点。

三、确认胃管是否在胃内的方法

（1）将胃管末端放置在盛有生理盐水或者凉白开的容器中，观察是否有气泡逸出。如有持续气泡逸出，则提示误入气管，应立即拔出，若无气体逸出说明胃管在胃内。

（2）当胃管插入一定深度时，可用无菌注射器在胃管末端回抽，观察是否能够抽出胃液，如有胃液抽出，说明胃管在胃内。

（3）留置胃管后先抽取胃液观察性状及量，用无菌注射器抽取 10~20 mL 空气快速从胃管注入，同时将听诊器放置在患者上腹部，听到有气过水声，即可确定成功将胃管放置胃内。

【技能导入】

唐奶奶，88 岁，身高 156 cm，体重 57 kg。未上过学，16 岁进厂做纺织女工；喜欢看电视和听戏；性格外向开朗；育有三儿两女。2 年前出现失智的症状，总认为有人到处说她坏话，认为大儿媳妇偷她东西，频繁出现骂粗话的行为。2 个月前发生脑血栓，住院治疗后回家康复，与大女儿居住在某小区 7 栋 3 号，平日由保姆照护。由于照护压力较大，现请社区居家服务中心的照护员实施居家照护。目前唐奶奶左侧肢体偏瘫，肌张力低下，伴吞咽障碍，不能经口进食，长期留置胃管，尚能做简单交流。现请照护员为戴鼻饲管的唐奶奶进行进食照料。

【技能分析】

一、主要健康问题

（1）吞咽障碍：与脑血栓有关。

（2）肢体活动障碍：与脑血栓有关。

（3）生活不能自理：与肢体活动障碍有关。

二、制订训练方案

针对唐奶奶的身体情况，为其制订鼻饲的照护方案。

三、需要注意的问题

制订照护方案时考虑到老年人的全身情况、局部情况以及特殊情况，考虑安全风险的规避和自主功能的发挥。

【技能实施】

一、鼻饲进餐照护操作流程

1. 工作准备

（1）环境准备：室内环境整洁，无异味。温湿度适宜。

（2）照护员准备：衣着整洁，洗净双手。

（3）物品准备：碗、灌注器、弯盘、毛巾、无菌纱布块、胶布、内盛100 mL温开水的水杯（水温约38~40 ℃）、200 mL瓶装温热鼻饲液（液温约38~40 ℃）、记录单。

（4）领取鼻饲液，核对床号、姓名、鼻饲饮食种类及用量。

2. 沟通评估

（1）携带物品进入房间。

（2）核对床号、姓名、鼻饲液的种类和用量。

（3）向老年人说明准备为其进行鼻饲进食操作，并询问其有无特殊需求（如排尿、排便）。

（4）评估老年人的意识。

3. 操作方法

（1）摆放体位。

①将床头摇高或使用软枕垫起老年人上半身，与床水平线呈30°角，使老年人呈半坐位。

②在老年人的颌下垫毛巾，将弯盘放在毛巾上。打开胃管末端包裹的纱布，将胃管末端放在弯盘内，将纱布放进垃圾袋内。

（2）检查胃管。

①检查胃管位置，查看鼻部胃管刻度标记有无移位，外观是否干净、有无分泌物附着。如遇胃管滑脱，应立即通知医护人员处理。

②检查胃管是否在胃内，手持灌注器，打开胃管末端盖帽，将灌注器的乳头与胃管末端紧密连接，一手按住连接处，一手拉开栓柄进行抽吸，若有胃内容物被抽出，表明胃管在胃内。推回胃内容物，盖好胃管末端盖帽。

（3）鼻饲。

①将鼻饲液倒入碗中备用。

②手持灌注器从水杯中抽取20 mL温开水，将少量温开水滴在手腕内侧感受水温，以水温热不烫手为宜。用毛巾一角擦拭水痕。将灌注器乳头处连接胃管末端，缓慢推注，查看并询问老年人有无不适感。确保胃管通畅，同时润滑管腔，刺激胃液分泌。断开连接，盖好胃管末端盖帽。

③抽取鼻饲液（每次 50 mL/管），先将少量鼻饲液滴在手腕内侧感受温度，以温热不烫手为宜。用毛巾一角擦拭干净。在水杯中轻轻冲洗灌注器乳头处，清除鼻饲液残渣，打开胃管末端盖帽，将其与灌注器乳头处连接紧密，以 10~13 mL/min 的速度缓慢推注。推注后立即盖好胃管盖帽，将剩余鼻饲液重复抽吸、推注操作，直至全部推注完毕。推注过程中注意观察并询问老年人有无不适感。

④抽取 30~50 mL 温开水，缓慢推注，冲净胃管内壁食物残渣，防止食物残渣堵塞胃管。盖好胃管末端盖帽。

⑤叮嘱老年人进食后保持体位 30 分钟，以防食物反流引发误吸。30 分钟后协助老年人恢复舒适体位。

4. 整理记录

（1）取无菌纱布包裹鼻饲管末端，用胶布缠绕固定，放于枕边。

（2）撤下弯盘及毛巾。

（3）整理床单位。

（4）清洗用物。将灌注器在流水下清洗干净，并用开水浸泡消毒后放入碗内，上面覆盖纱布备用。灌注器更换频率为 1 次/周，以预防消化道疾病发生。

（5）准确记录鼻饲时间和鼻饲量。重点观察老年人鼻饲后有无腹胀、腹泻等不适症状，并记录。

二、注意事项

（1）对长期鼻饲的老年人，每日晨、晚间应做口腔清洁。

（2）对需要吸痰的老年人，应在鼻饲前 30 分钟给予吸痰；鼻饲前、后 30 分钟之内禁止吸痰，避免引起反流及误吸。

（3）鼻饲老年人需要遵医嘱服用口服药物时，应咨询医护人员片剂是否可以研碎，经允许后研碎并溶解，再从胃管推注。注意防止胃管堵塞。

（4）随时观察老年人胃管固定处皮肤的情况，发现异常时应及时通知医护人员处理。

（5）鼻饲过程中，如果老年人出现恶心、呕吐等情况应立即停止鼻饲，并立即通知医护人员。

（6）在鼻饲前，照护员应确定胃管要在老年人胃内。如果抽吸胃内容物时发现胃内容物呈深棕色或有其他异常，应立即通知医护人员。

（7）每次鼻饲量不应超过 200 mL，推注时间以 15~20 分钟为宜，两餐间隔不少于 2 小时。

【实践思考】

（1）在鼻饲过程中存在哪些安全风险？

（2）在鼻饲之前如何确定胃管是否在胃内？

【技能工单】

技能名称	鼻饲照护	学时		培训对象	
学生姓名		联系电话		操作成绩	
操作设备		操作时间		操作地点	
技能目的	具有照护戴鼻饲管老年人进食的能力。				
技能实施	准备	1. 2. 3.			
	操作流程	1. 2. 3. 4. 5. 6. 7.			
	整理用物	1. 2.			
	自我评价				
教师评价					

【活页笔记】

技能名称	鼻饲照护	姓名		学号	
实践要求	结合技能实施流程，开展实践练习。3人进行鼻饲照护的模拟操作，1人扮演老年人，1人进行模拟操作，1人观察记录。完成后再交换角色实践练习。				
实践心得体会					
反思与改进					
教师评价					

模块 5：排泄照护

【模块描述】

　　失能老年人由于肢体运动感觉功能障碍、神经功能障碍等问题导致不能自主完成如厕、排泄等活动，需要照护员协助完成。本模块介绍了协助老年人如厕，更换尿布、尿垫等内容。在为老年人进行排泄照护的过程中特别需要照护员给予老年人足够的尊重，能够保护老年人的隐私，耐心细致地提供安全、舒适的照护。

【学习目标】

掌握

为老年人进行排泄照护的方法。

熟悉

排泄照护的相关知识。

了解

为老年人进行排泄照护的工具。

技能 23
如厕协助（SN-23）

【技能目标】

知识目标

（1）掌握排尿、排便相关解剖的知识。

（2）熟悉如何观察排尿、排便的知识。

能力目标

（1）具有观察排泄是否正常的能力。

（2）具有协助老年人正常如厕的能力。

素质目标

（1）在照护的全过程中体现出三心，即同理心、爱心、责任心。

（2）在照护的全过程中注重老年人的安全防范。

【相关知识】

一、排尿相关的解剖

泌尿系统由肾脏、输尿管、膀胱及尿道组成，主要功能为排泄。排泄是指机体代谢过程中所产生的各种不为机体所利用或者有害的物质向体外输送的生理过程。

（1）肾脏。肾脏是一对实质性器官，位于腹膜后脊柱两侧，左右各一。每个肾脏由100多万个肾单位组成。每个肾单位包括肾小球、肾小囊和肾小管三个部分，肾小球和肾小囊组成肾小体。

肾脏的主要功能有排泄体内代谢产物和进入体内的有害物质、通过尿的生成维持水的平衡、维持体内电解质和酸碱平衡，此外，肾脏还是内分泌器官，可分泌促红细胞生成素，作用于骨髓造血系统，促进原始红细胞的分化和成熟，促进骨髓对铁的摄取利用，加速血红蛋白、红细胞生成，促进骨髓网织红细胞释放到血中。

（2）输尿管。输尿管上接肾盂，下连膀胱，是一对细长的管道，呈扁圆柱状，管径平均为0.5~0.7 cm。输尿管左右各一条，中端起于肾盂，在腰大肌表面下降，跨越髂总动脉和静脉，进入盆腔，沿盆腔壁下降，跨越骶髂关节前上方，在坐骨棘转折向内，斜行穿膀胱壁，开口于膀胱，全长 20~30 cm。输尿管的功能是输送尿液。输尿管有三处生理狭窄：第一处狭窄在肾盂与输尿管移行处（输尿管起始处）；第二处狭窄在跨越髂动脉入小骨盆处；第三处狭窄在穿入膀胱壁处。当肾结石随尿液下行时，容易嵌顿在输尿管的狭窄处，并产生输尿管绞痛和排尿障碍。

（3）膀胱。膀胱是储存尿液的肌性囊状器官，其形状、大小、位置和壁的厚度随尿液充盈程度而异。位于小骨盆内、耻骨联合的后方。一般膀胱内储存的尿液达到 300~500 mL 时，会产生尿感。

（4）尿道。尿道是从膀胱通向体外的管道。男性尿道细长，长约 18~20 cm，起自膀胱的尿道内口，止于尿道外口，行程中通过前列腺部、膜部和阴茎海绵体部，男性尿道兼有排尿和排精功能。女性尿道粗而短，长约 4~5 cm，起于尿道内口，经阴道前方，开口于阴道前庭。男性尿道在尿道膜部有一环横行纹肌构成的括约肌，称为尿道外括约肌，由意识控制。女性尿道在会阴穿过尿生殖膈时，有尿道阴道括约肌环绕，该肌为横纹肌，也受意志控制。

二、排便相关的解剖

大肠分为盲肠、结肠、直肠和肛管，是对食物残渣中的水液进行吸收，而食物残渣自身形成粪便并有度排出的脏器。是人体消化系统的重要组成部分，为消化道的下段。

（1）盲肠。盲肠是大肠中最粗最短的一段，它是大肠与小肠的衔接部分，内有回盲瓣，起到防止大肠内容物逆流入小肠的作用。

（2）结肠。结肠分升结肠、横结肠、降结肠和乙状结肠 4 部，围绕在小肠周围。结肠的直径自其起端 6 cm，逐渐递减为乙状结肠末端的 2.5 cm，这是结肠肠腔最狭细的部位。

（3）直肠。直肠全长约 12~15 cm，位于盆腔内，是大肠的末段。沿骶骨和尾骨前面下行，穿盆膈，终止于肛门。

（4）肛管。肛管上续直肠，下止于肛门，长约 4 cm，为内外括约肌包围。

三、排尿的观察

（1）排尿次数。一般成人白天排尿 3~5 次，夜间 0~1 次，有前列腺增生的男性老年人夜间排尿的次数会有所增加。

（2）尿量。排尿次数与尿量受多种因素影响，但正常情况下每次尿量约 200~400 mL，24 小时的尿量约 1000~2000 mL，平均 1500 mL。

（3）颜色。正常新鲜尿液呈淡黄色或深黄色，受进食食物、药物等影响会有所变化。

四、排便的观察

（1）排便的次数。一般成人每天排便 1~3 次，成人每天排便次数超过 3 次或每周少于 3 次，可视为排便异常。

（2）排便量。每日排便量受进食食物的种类、量、个人消化功能及排泄次数的不同而有所不同，正常成人每天的排便量 100~300 g。

（3）排便的性状。正常成人的粪便为成形软便，颜色呈黄褐色或棕黄色，内容物主要为食物残渣等。

【技能导入】

侯爷爷，71 岁，身高 174 cm，体重 66 kg，现入住某养老院 201 房间 2 床。侯爷爷是小学退休教师，爱好阅读和书法；喜欢吃甜食；遇事较认真，话多，自信；育有一个女儿。侯爷爷患冠心病、高血压多年，1 年前记忆力下降明显，半年前做了白内障手术。目前可独立进食、洗澡、穿衣服、大小便；可独立完成床椅转移、平地行走；上下楼梯需使用拐杖帮助。视力在恢复期，听力正常，入住养老机构后能与照护员和周围人员进行正常交流，但常常会忘记照护人员的姓名，忘记按时服药和就餐，甚至忘记过去熟悉的食品，需要照护人员提醒。现在，请照护员协助老年人如厕。

【技能分析】

一、主要健康问题

（1）视力障碍：与白内障有关。

（2）生活自理能力下降：与记忆力下降和视力障碍有关。

二、制订训练方案

针对侯爷爷的身体情况，为其制订协助如厕的照护方案。

三、需要注意的问题

制订照护方案时考虑到老年人的全身情况、局部情况以及特殊情况，考虑安全风险的规避和自主功能的发挥。

【技能实施】

一、帮助老年人如厕操作流程

1. 工作准备

（1）环境准备：环境整洁，温湿度适宜，无异味，地面干燥。

（2）照护员准备：服装整洁，洗净并温暖双手。

（3）物品准备：卫生间有坐便器、扶手设施和卫生纸。

2. 沟通

询问老年人是否需要排便，老年人确有需求时，协助老年人如厕。

3. 操作方法

①搀扶或用轮椅推行老年人进入卫生间。晚间可采用床旁坐便椅。

②协助老年人背向坐便器，叮嘱老年人用手扶住坐便器旁边扶手。

③一手搂抱老年人腋下（或腰部），另一手协助老年人（或由老年人自己）脱下裤子。

④双手扶托老年人腋下，协助老年人平稳地坐于坐便器上，双手扶稳扶手进行排便。

⑤对于上肢功能良好的老年人，鼓励其便后自己擦净肛门。对于无法自己完成该动作的老年人，嘱咐其扶住扶手，身体稍前倾，由照护员协助用卫生纸擦净肛门。

⑥老年人自己借助卫生间扶手支撑身体（或照护员协助）起身，老年人自己（或照护员协助）穿好裤子。

⑦询问老年人排便是否顺畅，观察老年人的大便情况。

⑧按压坐便器冲水开关冲水。

4. 整理记录

（1）协助老年人洗手。使用轮椅推行或搀扶老年人回房间休息。

（2）卫生间开窗通风或开启排风设备清除异味后关闭。

（3）协助老年人使用坐便椅排便后，倾倒便盆，清洗消毒后晾干备用。

（4）洗净双手，做好记录。

二、注意事项

（1）老年人的卧室应尽量靠近卫生间，方便老年人如厕。房间至卫生间通道应保持通畅，无杂物。保持卫生间地面整洁、无水渍，以防老年人滑倒。

（2）卫生间应设有坐便器并安装扶手，方便老年人坐下和站起。卫生用品应放在老年人伸手可以拿取的位置。

（3）如果老年人能短距离或在他人搀扶下行走，应尽量鼓励老年人到卫生间如厕。如果老年人能坐稳但行走不便，可选择在床边使用坐便椅排便。

【**实践思考**】

（1）在协助老年人如厕的过程中存在哪些安全风险？

（2）在协助老年人如厕的过程中如何保护老年人的隐私？

（3）在协助老年人如厕的过程中如何发挥老年人的自主功能？

【技能工单】

技能名称	如厕协助	学时		培训对象	
学生姓名		联系电话		操作成绩	
操作设备		操作时间		操作地点	
技能目的	1. 具有观察排泄是否正常的能力。 2. 具有协助老年人正常如厕的能力。				
技能实施	准备	1. 2. 3.			
	操作流程	1. 2. 3. 4. 5. 6. 7.			
	整理用物	1. 2.			
	自我评价				
教师评价					

【活页笔记】

技能名称	如厕协助	姓名		学号	
实践要求	结合技能实施流程，开展实践练习。3人进行协助老年人如厕的模拟操作，1人扮演老年人，1人进行模拟操作，1人观察记录。完成后再交换角色实践练习。				
实践心得体会					
反思与改进					
教师评价					

技能 24
尿布尿垫更换（SN-24）

【技能目标】

知识目标

（1）掌握排尿异常的相关知识。

（2）掌握排便异常的相关知识。

能力目标

（1）具有为老年人更换一次性护理垫的能力。

（2）具有为老年人更换纸尿裤的能力。

素质目标

（1）在照护的全过程中体现出三心，即同理心、爱心、责任心。

（2）在照护的全过程中注重老年人的安全防范。

【相关知识】

一、排尿异常的观察

（1）多尿，指 24 小时尿量超过 2500 mL。

（2）少尿，指 24 小时尿量少于 400 mL。

（3）无尿或尿闭，指 24 小时尿量少于 100 mL 或 12 小时内无尿液产生。

（4）膀胱刺激征，表现为尿频、尿急、尿痛同时出现。尿频指单位时间内排尿次数增多，由膀胱炎症或机械性刺激引起。尿急指突然产生强烈尿意，不能控制需立刻排出，但每次尿量很少。尿痛指排尿时感到尿道疼痛，可以发生在排尿初期、中期、后期或排尿后。

（5）尿失禁，指尿液不受意识的控制不自主地经尿道流出。

二、排便异常的观察

（1）便秘。老年人便秘是指排便次数减少，同时排便困难、粪便干结。正常人每日排便 1~2 次或 1~2 日排便 1 次，便秘每周排便少于 3 次，并且排便费力，粪质硬结、量少。便秘是老年人常见的症状，约 1/3 的老年人出现便秘，严重影响老年人的生活质量。

（2）腹泻。急性腹泻，粪便多并且稀薄，主要是由感染造成的，常伴有腹痛，恶心，呕吐及发热。慢性腹泻，大便次数多，每日排便 3 次以上，大便稀不成形，有时大便还会出现黏液，脓血等。

（3）大便失禁，即肛门失禁，是指粪便及气体不能随意控制，不自主地流出肛门外，为排便功能紊乱的一种症状。

三、异常排泄的照护

1. 尿潴留老人的照护

尿液存留在膀胱内不能排出称为尿潴留，老年人表现出下腹部胀满、疼痛，不能排出尿，用手触摸下腹部膨隆，有囊样包块。当尿潴留时，膀胱容积可增至 3000~4000 mL，膀胱高度膨胀达到脐部，老人感到下腹部膨隆、疼痛并有压痛。尿潴留多见于尿道或膀胱颈部被阻塞，如前列腺肥大、肿瘤，直肠或盆腔术后等。某些体位和心理因素也可引起尿潴留。尿潴留老人的照护方法：

（1）按摩、热敷下腹部，用热水袋敷下腹部或轻轻按摩下腹部，以便解除肌肉紧张，促进排尿。

（2）利用条件反射，诱导排尿。让老人听流水声或用温水洗会阴，以引起排尿反射。

（3）在使用导尿法、留置导尿法等方法时，养老照护员要注意观察老人尿液的颜色、量，以及有无泌尿系统感染等情况。

2. 尿失禁老人的照护方法

（1）养老照护员要为老人及时更换潮湿的尿垫和衣裤并用清洁的温水洗净会阴和臀部（用柔软的毛巾擦干）。

（2）对长期卧床的老人，要选择合适的尿垫，尿垫应选用吸湿性强、通气性良好、柔软的棉织品。

（3）一次性纸尿垫吸水性强，对皮肤刺激性小，但纸制品通气性较差，不适宜长期使用。

3. 排尿功能的训练

（1）要协助老人养成定时排尿的习惯，无论是否有尿，每隔 2 小时都要去卫生间排尿一次或为老人送一次便器，以训练排尿功能，排尿后用手按压下腹部，以排空膀胱残余尿。

（2）坚持一段时间后，再逐渐延长排尿间隔时间，使老人逐渐恢复至正常状态。

（3）在训练排尿功能的同时，要鼓励老人多喝水，以便有足够的尿量，刺激排尿反射的恢复，液体的摄入一般应在白天供给 1500~2000 mL 为宜，夜间应限制液体的入量，以免夜间尿量增多，影响老人的睡眠。

4. 腹泻老人的照护

严重腹泻可造成人体大量胃肠液丢失而发生水分、电解质及酸碱平衡的紊乱。对腹泻老人精心照护，要做到以下几点：

（1）全面观察。

（2）注意休息。

（3）保证多饮水。

（4）饮食调养。

（5）遵照医嘱服药。

（6）保暖。

（7）保持局部清洁干燥。

5. 大便失禁老人的照护

对于老年人大便失禁的照护，要从平时生活和饮食上做到规范照护：

（1）主动关心老人。

（2）予以精神安慰。

（3）保持室内空气新鲜，经常通风。

（4）使用柔软通气性好的尿布垫或一次性尿布铺在老人臀下。

（5）一经污染要立即更换。

（6）有条件时可让老人卧于有孔的病床上，以减少床褥污染。

【技能导入】

李奶奶，86岁，身高163 cm，体重59 kg，现入住某养老院301房间1床。李奶奶家庭经济状况良好，从小跟着父母经商，后自己开办丝绸厂；性格开朗、善于言谈；喜欢品茶；喜欢酸甜口味的食物；老伴离世，育有两个女儿。20年前诊断为糖尿病，10年前患急性心肌梗死采取心脏支架治疗，3年前患脑梗死，遗留左侧肢体功能障碍，2个月前患大面积脑梗死，经本市某三甲医院抢救脱离生命危险，目前意识清醒，时有急躁情绪，进食困难，容易出现呛咳，现卧床，生活不能自理，大小便失禁，经药物治疗血糖、血压控制尚可。请照护员为老年人更换一次性护理垫及纸尿裤。

【技能分析】

一、主要健康问题

（1）大小便失禁：与大面积脑梗死有关。

（2）生活不能自理：与大面积脑梗死有关。

二、制订训练方案

针对李奶奶的身体情况，为其制订更换一次性护理垫及纸尿裤的照护方案。

三、需要注意的问题

制订照护方案时考虑到老年人的全身情况、局部情况以及特殊情况，考虑安全风险的规避、隐私的保护和自主功能的发挥。

【技能实施】

一、为老年人更换一次性护理垫操作流程

1. 工作准备

（1）环境准备：环境安静整洁，温湿度适宜。关闭门窗。

（2）照护员准备：服装整洁，洗净并温暖双手，必要时戴口罩。

（3）物品准备：一次性护理垫、水盆、湿热毛巾。

2. 沟通评估

（1）携用物至老年人房间。

（2）向老年人说明需要为其更换一次性护理垫，使老年人做好身心准备。

（3）评估老年人意识、局部皮肤情况。

3. 操作方法

（1）将水盆及湿热毛巾放在床旁座椅上。

（2）掀开老年人下身盖被，双手分别扶住老年人的肩部、髋部，翻转老年人身体，面向护理员呈侧卧位。

（3）将老年人身下污染的一次性护理垫向臀下方向折叠。取湿热毛巾擦拭臀部及会阴部，观察局部皮肤情况。

（4）将清洁的一次性护理垫平铺，靠近臀部处卷折。翻转老年人身体呈平卧位，轻抬近侧臀部，撤下污染的一次性护理垫放入专用污物桶。

（5）拉平清洁一次性护理垫。

4. 整理记录

（1）为老年人盖好盖被，整理床单位。

（2）开窗通风。

（3）投洗毛巾，刷洗水盆。尿布需要集中清洗、消毒、晾干备用。

（4）洗净双手，做好记录。

二、为老年人更换一次性护理垫的注意事项

（1）每隔 2 小时查看一次性护理垫浸湿情况，根据一次性护理垫锁水能力及表层干爽度确定是否进行更换，防止发生尿布疹及压疮。

（2）更换一次性护理垫，应关闭门窗、动作轻稳，避免老年人受凉。

（3）一次性护理垫污染时，应及时更换，增加舒适感，减轻异味。

（4）当老年人患有传染性疾病时，被污染的一次性护理垫应作为医用垃圾集中回收处理。

三、为老年人更换纸尿裤操作流程

1. 工作准备

（1）环境准备：环境整洁，温湿度适宜。关闭门窗。

（2）照护员准备：服装整洁，洗净并温暖双手，必要时戴口罩。

（3）物品准备：纸尿裤、卫生纸、水盆、湿热毛巾。检查纸尿裤大小型号是否适宜。

2. 沟通评估

（1）携用物至老年人房间。

（2）向老年人说明准备为其更换纸尿裤，使老年人做好身心准备。

（3）评估老年人意识、局部皮肤情况。

3. 操作方法

（1）将水盆及湿热毛巾放在床旁座椅上。

（2）协助老年人褪下裤子，取平卧位。

（3）解开纸尿裤粘扣，将前片从两腿间后撤。

（4）双手分别扶住老年人的肩部、髋部，向近侧翻转身体呈侧卧位，将被污染的纸尿裤内面对折于臀下，用卫生纸擦拭尿便污渍，取湿热毛巾擦拭臀部、会阴部。

（5）观察老年人会阴部及臀部皮肤情况。

（6）辨别清洁纸尿裤前后片，将清洁纸尿裤前后两片纵向对折（紧贴皮肤面朝内），开口朝外铺于老年人臀下，后片压于老年人身下。

（7）协助老年人呈平卧位，从近侧撤下被污染的纸尿裤，放入污物桶。拉平身下清洁纸尿裤，从两腿间向上兜起尿裤前片，将前片两翼向两侧拉紧，后片粘扣粘贴于纸尿裤前片粘贴区。

（8）整理大腿内侧纸尿裤边缘至服帖。

4. 整理记录

（1）协助老年人提起裤子并系好。

（2）投洗毛巾，刷洗水盆。

（3）开窗通风。

（4）洗净双手，必要时做好记录。

四、为老年人更换纸尿裤的注意事项

（1）更换尿裤时，将大腿内侧尿裤边缘整理服帖，防止侧漏。

（2）根据老年人胖瘦情况选择尺寸适宜的纸尿裤。

（3）纸尿裤被污染后应及时更换，以提高老年人舒适度，减轻异味，保持皮肤清洁卫生。

（4）当老年人患有传染性疾病时，其用过的纸尿裤应作为医用垃圾集中回收处理。

【实践思考】

（1）在为老年人更换纸尿布尿垫的过程中存在哪些安全风险？

（2）在为老年人更换尿布尿垫的过程中如何保护老年人的隐私？

（3）在为老年人更换尿布尿垫的过程中如何发挥老年人的自主功能？

【技能工单】

技能名称	尿布尿垫更换	学时		培训对象	
学生姓名		联系电话		操作成绩	
操作设备		操作时间		操作地点	
技能目的	1. 具有为老年人更换一次性护理垫的能力。 2. 具有为老年人更换纸尿裤的能力。				
技能实施	准备	1. 2. 3.			
	操作流程	1. 2. 3. 4. 5. 6. 7.			
	整理用物	1. 2.			
	自我评价				
教师评价					

【活页笔记】

技能名称	尿布尿垫更换	姓名		学号	
实践要求	结合技能实施流程，开展实践练习。3人进行为老年人更换尿布尿垫的模拟操作，1人扮演老年人，1人进行模拟操作，1人观察记录。完成后再交换角色实践练习。				
实践心得体会					
反思与改进					
教师评价					

模块 6：睡眠照护

【模块描述】

失能老年人由于疾病导致的功能障碍以及情绪低落、焦虑等心理问题，易在睡眠方面出现障碍。本模块介绍了睡眠环境的布置、睡眠障碍照护等内容。在为老年人进行睡眠照护的过程中特别需要照护员能够以老年人为中心，耐心细致地观察、询问老年人的感受，提供安全、舒适的照护服务，改善老年人的睡眠状况。

【学习目标】

掌握

为老年人进行睡眠照护的方法。

熟悉

睡眠照护的相关知识。

了解

为老年人进行睡眠照护的工具。

教学视频

技能 25
睡眠环境布置（SN-25）

【技能目标】

知识目标

（1）掌握老年人的睡眠特点与观察要点。

（2）掌握影响老年人睡眠的环境因素。

能力目标

（1）能够为老年人布置睡眠环境。

（2）能够识别影响老年人入睡的环境因素。

素质目标

（1）照护过程中体现人文关怀，有同理心。

（2）照护过程中保护老年人安全，预防跌倒。

【相关知识】

一、睡眠相关知识

1. 概述

睡眠是高等脊椎动物周期性出现的一种自发的和可逆的静息状态，表现为机体对外界刺激的反应性降低和意识的暂时中断。人的一生中约有 1/3 的时间是在睡眠和休息中度过的，睡眠是人的基本生理需要。睡眠能让人的全身器官得到休息，大脑和神经系统、内分泌系统、皮肤等得到适当的调整，经过合理的睡眠人们在第二天才能很好地进行日常活动。

老年人的睡眠模式受生理、环境、心理社会因素广泛而复杂关系的影响。作为一名养老照护员可以结合老年人的生理睡眠特点，协助老年人做好睡前环境准备及舒适的睡眠环境以改善老年人的睡眠，从而有效提高老年人的生活质量。

2. 睡眠效率

睡眠效率指睡眠时间占床上时间的百分比，年轻人为 80%~90%，老年人减少到 50%~70%。睡眠效率降低归因于入睡时间延长及夜晚醒来次数增加。老年人在白天小睡可补偿夜间睡眠效率降低。

3.睡眠质量

睡眠质量是指在最佳睡眠时间，达到足够睡眠量，并且半小时内入睡，基本不醒或醒后能够很快再次入睡。觉醒后感觉精力充沛，心情愉快。

（1）睡眠量。成年人对睡眠的要求一般为7~9小时。老年人由于新陈代谢减慢，达到6~7小时即可。老年人睡眠质量的判断，不应以睡眠时间的长短来衡量，而应以是否消除了疲劳，精力是否充沛来判断。

（2）最佳睡眠时间。成年人的最佳睡眠时间一般为晚10点至次日清晨6点。老年人可稍提前，为晚9点至次日清晨5点。

睡眠质量的好坏要从睡眠时间、质量和觉醒后的效果来衡量。通常正常睡眠是指在整个睡眠过程中，未受任何干扰，按需睡眠时间达到，睡眠周期没有中断、早醒现象。觉醒后自觉得到充分休息，消除了疲劳，能量得到补充而精力充沛，即所谓睡眠好，也称正常睡眠。

4.睡眠周期

根据入睡的深度和特征不同，睡眠分为快速眼动睡眠期和非快速眼动睡眠期。

（1）快速眼动睡眠期是动物睡眠的一个阶段。在此阶段眼球会快速移动，同时身体肌肉放松。大脑神经元的活动与清醒时候相同，呈现快速、低电压去同步化的脑电波。控制快速眼动睡眠期的电化学活动似乎是源于脑干，其特征为大量的神经递质乙酰胆碱，同时伴随着单胺类神经递质，包括组胺、血清素和去甲肾上腺素的几乎完全消失。多数在醒来后能够回忆的栩栩如生的梦都是在快速眼动睡眠期发生的。

（2）非快速眼动睡眠期，此睡眠状态下伴有慢速眼动，各种感觉功能减退，骨骼肌反射活动和肌紧张减退，自主神经功能普遍下降，但胃液分泌和发汗功能增强，生长素分泌明显增多，脑电图呈现同步化的慢波。虽然肌肉还在不停地活动，但是大脑会进入一种休息状态，因此也会使体温有所下降，呼吸和脉搏也会变得平稳，血压也会随之下降。通常也称为深睡眠状态，即使有一点声响或者轻微的摇晃也不会醒过来。如果人在慢波睡眠的状态下硬被叫醒，身体是没有办法马上开始活动的，有时候也会出现困倦行为。

（3）快波睡眠和慢波睡眠的关系。每个睡眠周期都是睡眠阶段的结合，持续70~120分钟。在成人中，一个典型的睡眠周期通常从非快速眼动睡眠（最轻的睡眠）开始，逐渐进展达到深度睡眠，再发生一个倒序，紧接着发生快速眼动睡眠（做梦阶段）。在夜间，睡眠周期不断重复，非快速眼动睡眠期简短，快速眼动睡眠期增加，所以更多时间是在梦境中度过。在非快速眼动睡眠期，激素释放，肌肉放松，身体系统节奏放慢，并发生重要的恢复性功能。

二、老年人的睡眠特点

随着年龄的增长，机体功能会逐渐发生退化，老年人的睡眠功能也会退化。总体说来，老年人的睡眠有以下几个特点。

（1）睡眠时间缩短。60~80岁的健康老年人，平均就寝时间约7~8小时，但平均睡眠时间约为6~7小时。影响睡眠时间缩短的因素包括年龄、健康、心理、环境等。年龄的增长意味着人体器官和组织已进入衰退期，新陈代谢逐渐减慢，分泌的激素也开始减少。会导致人体调节能力下降，入睡时间延长，以及失眠的频率增加。

（2）容易被唤醒。老年人夜间容易觉醒，并且非常容易受到声、光、温度等外界因素以及自身慢性疾病症状带来的干扰，使夜间睡眠变得断断续续。

（3）睡眠程度浅。浅睡眠时大脑未充分休息，老年人浅睡眠期增多，而深睡眠期减少，并且年龄越大，睡眠越浅。

（4）睡眠效率低。老年人由于深睡眠减少，睡眠中醒来次数增多，夜间睡着时间约为6小时，睡眠效率下降，导致精力恢复不佳，白天易打瞌睡。老年人容易早醒，睡眠趋向早睡早起。照护员要学会观察老年人的睡眠状况，做好观察记录，通过分析才能有针对性地给予适当帮助。

三、影响睡眠的环境因素

（1）室内环境的温、湿度。维持适宜的室内温度，不仅使老年人感到舒适、安定，而且有利于机体的新陈代谢，预防疾病。老年人的体温调节能力差，应根据老年人的需要开启室内冷暖设备。夏季室温保持在22~24 ℃为宜，冬季18~20 ℃，相对湿度50%~60%。室温过低老年人易着凉、感冒，室温过高易使人感到疲惫、精神不振。需要指出的是，对患有慢性呼吸系统疾病的老年人，室温过高，易使老年人感到闷热，呼吸不畅，加重呼吸困难。适宜的室温，流通的空气，会使老年人易于进行气体交换，提高血氧浓度，改善呼吸状况。

（2）光线。卧室的照明要注意光线的调节，光线太亮会让老年人很难入睡，光线过暗会造成看不清周围事物而发生跌倒坠床等安全问题。因而应尽量使室内光线柔和，这样不仅可以缓解紧张情绪，对睡眠起到一定的帮助作用，还可以保障老年人安全。

（3）声音。老人的卧室需要安静，噪声的出现会导致老年人失眠，建议房间应设置在相对安静的中庭位置，避免直接临街减少噪声。

（4）色彩。卧室色彩搭配太过前卫夸张在一定程度上会影响老年人的心情和睡眠，卧室颜色宜淡雅温馨，线条柔和。最好是柔和的暖色调，将墙壁、窗帘、家具、床上用品协调搭配成相应的色调，会有一种宁静、优雅、舒适的感觉，将有助于老年人睡眠。

（5）通风。老年人的休息环境应保持清洁、安静，新鲜的空气对老年人的健康尤为重要。老年人入睡前开窗20~30分钟，室内空气即可更新一遍。通风可以清除室内异味及污浊空气，使老年人感觉呼吸顺畅，更有助于老年人的睡眠与减少疾病发生概率。

（6）老年人居室内设备。室内设备应简单实用，靠墙摆放，家具应该以简单实用为主，不要带棱角，以免夜间碰伤起夜的老年人。根据老年人身高调整床铺高低，以适合老年人上下床为宜，过高过低都会使老年人感到不便，增加摔倒的可能。床铺硬度适中，以睡在床垫上不下陷为好。

【技能导入】

刘奶奶，78 岁，初中文化，患有帕金森病，半年前老伴离世，育有一子一女，皆因工作繁忙无暇照顾老人，三个月前入住某养老院，生活半自理。现在是晚上 8：40，刘奶奶坐在椅子上看电视。照护员来到刘奶奶房间准备协助其上床睡觉，刘奶奶告诉照护员小李因最近天气转凉，夜里总觉得冷，导致易醒。请照护员为刘奶奶布置睡眠环境。

【技能分析】

一、主要健康问题

（1）睡眠维持困难：与夜里觉得冷有关。

（2）生活半自理：与帕金森病有关。

二、制订训练方案

针对刘奶奶的身体情况，为其制订布置睡眠环境的照护方案。

三、需要注意的问题

制订照护方案时考虑到老年人的全身情况、局部情况以及特殊情况，考虑安全风险的规避、隐私的保护和自主功能的发挥。

【技能实施】

一、为老年人布置睡眠环境操作流程

1. 工作准备

（1）环境准备：室内安静整洁，已提前开窗通风 30 分钟。

（2）照护员准备：服装整洁，洗净双手。

（3）老年人准备：已做好就寝准备。

（4）物品准备：根据气候及老年人需求备棉被、床褥、毛毯等。

2. 沟通

照护员轻敲房门后进入房间，告知老年人准备熄灯休息。询问老年人房间温湿度是否合适，有无需要帮助的地方。

3. 操作方法

（1）布置睡眠环境。

①照护员协助关闭窗户，闭合窗帘。

②调节室内空调或暖气开关，调整温湿度。

③检查老年人床铺有无渣屑，按压床铺硬度。展开被褥平整铺床，被褥松软适中。整理枕头至蓬松，高度随老年人习惯适当调整。

④协助老年人上床就寝，盖好盖被。询问是否还有需求，及时满足。

⑤调节光线，开启地灯，关闭大灯。

（2）关门退出。

护理员轻步退出房间，轻关房门。

二、注意事项

（1）老年人睡前，卧室适当通风换气，避免空气浑浊或异味影响睡眠。

（2）被褥薄厚随季节调整。

（3）枕头不宜太高或太低，软硬度适中。

【实践思考】

（1）在为老年人布置睡眠环境的过程中存在哪些安全风险？

（2）影响老年人入睡的环境因素有哪些？

（3）在为老年人布置睡眠环境的过程中如何发挥老年人的自主功能？

【技能工单】

技能名称	睡眠环境布置	学时		培训对象	
学生姓名		联系电话		操作成绩	
操作设备		操作时间		操作地点	
技能目的	1. 具有识别老年人睡眠影响因素的能力。 2. 具有为老年人布置睡眠环境的能力。				
技能实施	准备	1. 2. 3.			
	操作流程	1. 2. 3. 4. 5. 6. 7.			
	整理用物	1. 2.			
	自我评价				
教师评价					

【活页笔记】

技能名称	睡眠环境布置	姓名		学号	
实践要求	结合技能实施流程，开展实践练习。3人进行为老年人布置睡眠环境的模拟操作，1人扮演老年人，1人进行模拟操作，1人观察记录。完成后再交换角色实践练习。				
实践心得体会					
反思与改进					
教师评价					

技能 26
睡眠障碍照护（SN-26）

【技能目标】

知识目标

（1）掌握睡眠障碍的表现及原因。

（2）熟悉睡眠风险预防与应对方法。

能力目标

（1）能够识别老年人睡眠障碍的表现及影响因素。

（2）能够协助有睡眠障碍的老年人入睡。

素质目标

（1）照护过程中体现人文关怀，有同理心。

（2）照护过程中保护老人安全，预防跌倒。

【相关知识】

一、老年人睡眠的观察要点

不管是睡眠过多，还是睡眠过少，对人体的健康都是不利的。特别是人到老年，由于大脑皮层的功能不如年轻人活跃，新陈代谢减慢及体力活动大量减少，所需的睡眠时间也有所减少，受各种因素影响睡眠质量下降。照护员在照护中掌握如何观察老年人睡眠要点将有助于更好地了解并掌握老年人的睡眠问题。

1. 一般睡眠状况观察掌握

通过观察询问等方式了解老年人日常就寝后多长时间能入睡，夜间的觉醒次数及是否有增加，是否易惊醒，是否多梦；白天是否午睡，午睡时间及睡眠深浅；早晨醒后自我感觉如何，总睡眠时间，体力、精力恢复如何。

2. 异常睡眠状况的观察与记录

（1）观察老年人是否有睡眠问题，如入睡困难、不能维持睡眠、昼夜颠倒现象，是否受基础疾病（如疼痛）而影响睡眠，导致睡眠呼吸暂停、夜间阵发性呼吸困难、嗜睡等。

（2）异常睡眠记录内容包括房间号、姓名、年龄和睡眠一般情况，如：入睡时间、觉醒时间及次数、总睡眠时间、睡眠浅度、醒后是否难以再次入眠、睡眠质量、老年人主诉、有无采取助眠措施（服助眠药物）等。

3. 老年人睡眠的影响因素

（1）老年人由于自身中枢神经系统结构和功能的退行性变，导致睡眠周期节律功能受到影响。

（2）老年人是各种躯体疾病的易感人群，如高血压、糖尿病、老年男性易患的前列腺增生、骨关节病引起的慢性疼痛等，多数躯体疾病都能不同程度地导致睡眠问题。

（3）由于老年人服用各种药物的机会增多，尤其是各种慢性疾病需要长期维持服药，很多药物所带来的副作用在一定程度上会影响老年人的睡眠。

（4）老年人易受精神因素的影响，一方面各种环境的变化，如退休、丧偶、失去亲友、患病等，另一方面由于体力、精力下降有些身体与精神因素的作用容易被强化，由此造成老年人产生孤独感、焦虑及抑郁表现而影响睡眠。

（5）老年期激素分泌水平发生较大变化，其中褪黑素具有调节昼夜节律的功能，随着年龄的增长自身褪黑素的产生会明显下降，导致睡眠紊乱以及一系列功能失调，睡眠减少等。

二、睡眠障碍的概念

睡眠障碍是指睡眠过程中，由于外界干扰，没有达到按需睡眠时间，睡眠周期有中断、早醒现象，多梦浅眠等，睡眠觉醒后自觉睡眠不充足，没有充分休息和消除疲劳，自觉疲乏、精神萎靡、困倦等，没有达到睡眠的效果。

睡眠障碍会导致大脑功能紊乱，对身体造成多种危害，严重影响身心健康，容易出现头晕、头痛、心慌、烦躁等现象，还可导致反应迟缓、记忆力减退、免疫力下降、加速衰老等。

三、睡眠障碍的表现

（1）入睡困难。晚上躺在床上翻来覆去，害怕、焦虑、恐惧，很难进入睡眠状态，有时甚至彻夜难眠，并且越想入睡脑子就越清醒、越兴奋。第二天出现无精打采，注意力不集中，头昏脑涨，工作能力受影响。

（2）睡眠呼吸暂停综合征。一个人夜间睡眠时，呼吸停止持续的时间超过10秒即被认为呼吸暂停，此时血液中的氧气减少，机体处于缺氧状态。如果这种呼吸暂停频繁发生，每小时出现5次以上或7小时的睡眠过程中超过30次，积年累月，又不进行治疗，将导致出现一系列的病理生理改变。

（3）多梦。多梦是指睡眠不实，睡眠中梦扰纷乱，睡卧不宁，醒后感觉头昏神疲、白天精神不振。多梦常与失眠相伴，导致不能获得正常睡眠，并有头晕健忘等表现。每个人都做梦，但大多数人醒来后不久就忘记了梦，最多只留下某些感觉。醒后还清晰记得梦的内容就可能是睡眠质量不高或者多梦。

（4）早醒。清晨天没亮就醒，比平时醒来时间早 30~60 分钟或更多。有时晚上睡得很晚第二天早晨仍很早就醒。有的入睡后没多久就醒来，以后再也无法入睡，连续几天。

（5）时差节律性睡眠障碍。也称昼夜节律性睡眠障碍，一般昼夜周期有规律地运转形成了一个人的日常生活节奏，当昼夜节律与个人日常生活不相吻合时，就会发生昼夜节律性睡眠障碍。

（6）彻夜不眠。整夜迷迷糊糊闭着眼睛很想睡觉，但外界声响都能听到，虽躺在床上但意识清醒。

四、睡眠障碍的原因

（1）晚餐过饱或不足，临睡前吃东西，加重肠胃负担，影响入睡。

（2）睡前饮酒、咖啡、浓茶等，使精神亢奋，导致入睡困难。

（3）居室环境不佳，如卧室内外噪声、强且刺眼的光线、温度过高过低、卧具不舒服、空气混浊等

（4）睡前过度用脑、过度活动，看刺激性影视作品、报刊，扰乱睡眠节律。

（5）白天睡眠过多，以致晚上难以入睡。

（6）由于各方面原因，导致焦虑、紧张、激动、抑郁、思虑过多、烦恼、疑惑等。

五、老年人睡眠障碍的照料方法

（1）根据老年人身体状况，养成规律的就寝作息时间。

（2）睡前应用热水为老年人泡脚，促进血液循环，缩短入睡时间。穿着宽松棉质睡衣。

（3）养成健康规律的饮食习惯。晚餐后或睡前不食用和饮用对中枢神经系统有兴奋作用的食物、饮料，如含咖啡、浓茶等，以免引起神经兴奋性增强，造成入睡困难。

（4）入睡前避免阅读有刺激性的书报、杂志，避免看情节紧张、激烈的电视节目，这些活动都会扰乱人体的生物节律而影响睡眠。可听舒缓的音乐，做些放松活动，如调节呼吸、打坐、冥想等。

（5）就寝前少饮水，排空大小便，以免夜尿增多影响睡眠。

（6）提前为老人布置舒适的睡眠环境。

（7）鼓励老年人白天积极参与各种有益的户外运动或体育锻炼。身体状况不允许的老年人可请康复治疗师结合具体情况增加被动运动。

六、老年人夜间跌倒风险预防与应对

1.预防措施

（1）增强防范意识。老年人夜间上卫生间时因各种原因易发生跌倒，因此照护员要建立防范跌倒风险的意识，尤其对存在意识不清、行走功能障碍、视觉功能障碍等情况的老年人，更要倍加谨慎。要对每位老年人进行跌倒风险的分析和评估，制订针对性的指导措施，并且要对老年人加强防跌倒意识的宣教。

（2）准确评估老年人身体及心理情况。根据老年人的身体及心理情况进行定期或不定期的评估，以便动态地掌握老年人的身体状况，及时对照护计划做出针对性调整以确保有效实施照护方案。

（3）加强健康宣教。指导老年人做一些力所能及的体育锻炼，规律作息时间，按医嘱正确服用药物等等。

（4）加强监管。针对老年人的个体情况选择合适的辅助器具，如老年人常用的拐杖、轮椅等的正确使用方法要做指导与训练。老年人的居住环境要保证安全，安全设施配备完善。

（5）定期做业务培训，不断提高照护员的理论知识和技能水平。

2.应急处理

（1）给予心理疏导。发现老年人跌倒后，首先要稳定老年人情绪，及时安抚老年人的紧张情绪。

（2）正确检查并确认伤情。让老年人保持跌倒后的姿势，尽量减少活动，询问老年人跌倒时的情况以及现在的感受，检查有无骨折。同时迅速报告院内医护人员或及时拨打120送医就诊。

（3）若老年人跌倒后没有明显创伤、骨折等，要协助老年人起立，取坐位或卧位休息，同时密切观察老年人皮肤、关节、生命体征、情绪、饮食等变化，并做好相应的记录。

【技能导入】

刘奶奶，70岁，患骨质疏松10余年，半年前突发脑梗死，导致右侧肢体偏瘫、生活不能自理。老伴无力照护，育有一子但工作繁忙无暇照顾。刘奶奶1个月前入住某养老机构，情绪非常低落，常常失眠，现已是晚上8点半，照护员来到老人房间准备协助休息，请照护员照护睡眠障碍的老年人入睡。

【技能分析】

一、主要健康问题

（1）失眠：与情绪低落有关。

（2）生活不能自理：与右侧肢体偏瘫有关。

二、制订训练方案

针对刘奶奶的身体情况，为其制订睡眠障碍的照护方案。

三、需要注意的问题

制订照护方案时考虑到老年人的全身情况、局部情况以及特殊情况，考虑安全风险的规避、隐私的保护和自主功能的发挥。

【技能实施】

一、照护睡眠障碍老年人入睡操作流程

1. 工作准备

（1）环境准备：室内安静整洁，已提前开窗通风30分钟。

（2）照护员准备：服装整洁，洗净双手。

（3）老年人准备：已做好就寝准备。

（4）物品准备：记录单、笔。

2. 沟通

照护员轻敲房门后进入房间，告知老年人准备熄灯休息。询问老年人房间温湿度是否合适，有无需要帮助的地方，照护员通过观察询问得知老年人入睡困难。

3. 操作方法

（1）确定问题。

①老年人刚来养老机构一个月，对新环境不熟悉。

②想念亲人。

（2）确定措施。

①安慰老年人，同理心表示理解，提出具体建议帮助老人尽快熟悉居住环境和其他老年人，尽快帮助老年人找到归属感。

②解决老年人想念亲人之苦。

③获得老年人的信任，相信在养老机构能够得到很好的照护与康复。

（3）照护睡眠。

按照以上措施为老年人实施一周的睡眠照护，逐一排除影响老年人睡眠的各项因素，使老年人的睡眠障碍得到改善。

4. 记录

每日详细记录老年人睡眠情况，并及时对比。

二、注意事项

（1）照护员与老年人沟通时应主动、认真听取老年人的诉说。

（2）采取的措施应适合老年人的特点且切实可行。

（3）及时评估措施的有效性，并根据实际情况进行调整。

【实践思考】

（1）在照护睡眠障碍的老年人入睡的过程中存在哪些安全风险？

（2）老年人睡眠障碍的影响因素有哪些？

【技能工单】

技能名称	睡眠障碍照护	学时		培训对象	
学生姓名		联系电话		操作成绩	
操作设备		操作时间		操作地点	
技能目的	1. 具有识别睡眠障碍的表现与影响因素的能力。 2. 具有照护睡眠障碍老年人入睡的能力。				
技能实施	准备	1. 2. 3.			
	操作流程	1. 2. 3. 4. 5. 6. 7.			
	整理用物	1. 2.			
	自我评价				
教师评价					

【活页笔记】

技能名称	睡眠障碍照护	姓名		学号	
实践要求	结合技能实施流程，开展实践练习。3 人进行睡眠障碍照护的模拟操作，1 人扮演老年人，1 人进行模拟操作，1 人观察记录。完成后再交换角色实践练习。				
实践心得体会					
反思与改进					
教师评价					

模块 7：医疗护理协助

【模块描述】

　　失能老年人往往患有多种慢性疾病，照护员需要协助医疗护理人员进行常规身体状况的监测、协助用药以及应用冷热疗法等照护。在协助医护人员的过程中，特别需要照护员具备严谨慎独的工作精神，坚持安全第一，严格遵循操作流程，防范差错事故，提供准确、有效、安全、专业的服务。

【学习目标】

掌握

身体状况监测、用药协助、冷热疗法的照护操作。

熟悉

身体状况监测、用药、冷热疗法的相关知识。

了解

身体状况监测、用药、冷热疗法的意义。

教学视频

技能 27
体征监测（SN-27）

【技能目标】

知识目标

（1）掌握生命体征及血糖的监测方法、操作流程和注意事项。

（2）熟悉生命体征及血糖的正常范围。

（3）了解生命体征及血糖监测的意义。

能力目标

（1）能运用生命体征监测的知识和技能，为老年人监测生命体征。

（2）能运用血糖监测的知识和技能，为老年人监测血糖。

素质目标

（1）在操作过程中，注重人文关怀，充分尊重、关心和爱护老年人。

（2）在操作过程中，具有严谨求实的工作作风，严格执行查对制度，严格遵守操作规程、消毒隔离制度和无菌技术操作原则。

【相关知识】

一、生命体征监测

1. 生命体征监测的意义

生命体征是体温、脉搏、呼吸、血压的总称，是反映包括老年人在内的人体内在活动和生理状态的客观指标。照护人员通过对老年人生命体征的监测，可获得老年人生理状态的基本资料，为评估老年人疾病的发生、发展及转归提供一定的依据。监测老年人的生命体征，是老年照护日常工作中最基础、最重要的工作之一，具体包括体温测量、脉搏测量、呼吸测量和血压测量。

2. 生命体征监测的相关知识

（1）体温。体温又称体核温度，是指人体内部胸腔、腹部和中枢神经系统的温度。体核温度相对稳定，且比体表温度高。体表温度又称皮肤温度，比体核温度低，容易受环境温度和衣着厚薄等影响。照护人员一般通过测量老年人的体表温度了解老年人的体温变化，帮助评估有无发热、体温低等情况。

体温的监测方法主要有三种，包括肛门测量、口腔测量和腋下测量，其中通过肛门测量获得的直肠温度最接近体核温度。腋下测量最方便、最常用。照护人员在为老年人测量体温时，应根据老年人的意识状态、合作程度、现有疾病等情况，选择最合适的测量方法（表7-27-1）。

表 7-27-1　老年人体温测量方法的选择

测量方法	适用对象
腋下测量	适于营养状态良好、腋下皮肤无异常、能够配合的老年人
口腔测量	适于意识清醒、无口腔感染等口腔疾病、完全能够配合的老年人
肛门测量	适于昏迷、无腹泻、无大便失禁、无肛裂等肛门疾病的老年人

通常情况下，人的体温维持在一个正常范围，但测量体温的方法不同，其正常范围也不同（表 7-27-2）。体温可随年龄、性别、环境温度、昼夜、运动、情绪、药物、进食等因素而波动，其波动范围在 0.5~1.0 ℃ 以内。老年人的基础体温较正常成年人低，若老年人的午后体温比清晨高 1.0 ℃ 以上，应视为发热。

表 7-27-2　老年人正常体温的范围及平均值

测量方法	正常范围	平均值
腋下测量	36.0~37.0 ℃	36.5 ℃
口腔测量	36.3~37.2 ℃	37.0 ℃
肛门测量	36.5~37.7 ℃	37.5 ℃

一般情况下，腋下温度超过 37.0 ℃ 或口腔温度超过 37.2 ℃，称为发热。腋下温度低于 36.0 ℃ 或口腔温度低于 36.3 ℃，称为体温过低。若体温低于 35.0 ℃，称为体温不升，这是一种危险信号，常常提示疾病严重及预后不良。

（2）脉搏。脉搏又称动脉脉搏，是指在人体的每个心动周期中，随着心脏的跳动（收缩和舒张），动脉内的压力和容积发生周期性变化，从而导致动脉壁的周期性搏动。在靠近人体骨骼的浅表大动脉，如颈动脉、颞动脉、桡动脉、肱动脉、股动脉、腘动脉、胫骨后动脉、足背动脉等处，均可清楚地触摸到脉搏，因此将这些部位作为脉搏测量的部位，最方便、最常用的测量部位是桡动脉。脉搏的频率、节律、强弱可以间接反映老年人的心脏跳动情况，从而帮助评估老年人的心脏跳动有无异常。脉搏的频率称为脉率，脉率受年龄、性别、体型、活动、情绪、药物和食物等因素的影响。老年人在安静状态下，脉率的正常范围为 60~100 次 / 分；若超过 100 次 / 分，称为速脉或心动过速；若低于 60 次 / 分，称为缓脉或心动过缓。脉搏的节律性称为脉律，正常脉律是均匀、规则、间隔时间相等的。脉搏的强弱是指触摸浅表动脉时，指尖对血流冲击血管壁所产生的主观感觉，正常情况下，脉搏的强弱是相同的。

（3）呼吸。呼吸是指人体在新陈代谢过程中，不断地从外界环境中摄取氧气并把自身产生的二氧化碳排出体外的气体交换过程。呼吸是维持机体生命活动的基本生理活动之一，呼吸停止若得不到及时、有效的救治，生命活动将会终止。呼吸的频率、深浅度及方式受年龄、性别、体型、环境温度、活动、情绪、药物等因素的影响。正常成年人在安静状态下，呼吸频率为 16~20 次 / 分，呼吸节律规则，深浅度均匀，顺畅不费力，呼吸频率与脉率的比例为 1：4；若呼吸频率超过 24 次 / 分，称为呼吸过速或气促；若呼吸频率低于 10 次 / 分，称为呼吸过缓。正常老年人在安静状态下，呼吸频率为 16~25 次 / 分。一般情况下，男性以腹式呼吸为主，女性以胸式呼吸为主。

（4）血压。血压是指血液在血管内流动时对单位面积血管壁产生的侧压力。血压分为动脉血压和静脉血压，若无特殊情况说明，均指动脉血压。在肱动脉、股动脉、腘动脉等搏动明显的部位可以测得血压，因此将这些部位作为血压测量的部位，最方便、最常用的测量部位是肱动脉。

在人体的一个心动周期中，动脉血压随着心脏的跳动（收缩和舒张）发生规律性的变化。当心室收缩时，血液射入主动脉，动脉内的血液对动脉管壁所形成的压力上升到最高值，称为收缩压；当心室舒张时，动脉管壁弹性回缩，动脉内的血液对动脉管壁所形成的压力下降到最低值，称为舒张压。收缩压与舒张压之差称为脉压。血压高低受年龄、性别、昼夜、睡眠、体型、体位、活动、情绪、药物等因素的影响。根据《中国高血压临床实践指南》，收缩压 / 舒张压为 130 mmHg /80 mmHg 更适合我国国情。血压随年龄的增长而增高，所以老年人的血压较成年人偏高，实际照护过程中，老年人的血压控制范围，应以医生对老年人的身体状况评估之后下达的医嘱为准。

二、血糖监测

血糖是指血液中的葡萄糖含量。人体内各细胞、组织、器官的生命活动所需的能量大部分来自葡萄糖，所以必须保持一定的血糖水平才能维持人体正常的生命活动。空腹血糖测定是目前诊断糖尿病的主要依据，也是评估糖尿病病情及治疗效果的主要指标。空腹血糖是指禁食 8 小时后，晨起、早餐前测定的血糖。老年人的生理机能随着年龄的增长逐渐减退，葡萄糖的代谢能力也逐渐降低，因此照护人员应注意监测老年人的血糖水平，以及时发现血糖异常情况。正常人的空腹血糖标准为 3.9~6.1 mmol/L，低于 2.8 mmol/L 称为低血糖，超过 7.0 mmol/L 称为高血糖。老年人的血糖标准可适当放宽至 7.0~9.0 mmol/L。

【技能导入】

张奶奶，77 岁，有高血压、糖尿病病史，入住某养老机构 2 年来，一直遵医嘱口服降压药和降糖药。今晨，张奶奶诉头昏、心慌、咳嗽等不适并焦虑紧张，请照护人员遵医嘱为张奶奶监测生命体征和血糖。

【技能分析】

一、主要健康问题

（1）头昏、心慌：与高血压、糖尿病有关。

（2）焦虑：与头昏、心慌、咳嗽等有关。

二、制订训练方案

针对张奶奶的身体情况，为其制订监测生命体征和血糖的照护方案。

三、需要注意的问题

制订照护方案时考虑到老年人的全身情况、局部情况以及特殊情况，考虑安全风险的规避、操作的有效性和自主功能的发挥。

【技能实施】

一、用水银体温计为老年人测量体温操作流程

1. 工作准备

（1）环境准备：室内环境整洁、安全，房间温湿度、光线适宜。

（2）照护员准备：着装整洁，清洗双手，必要时戴口罩。

（3）老年人准备：评估老年人的意识状态、合作程度、测量部位皮肤情况等；老年人在30分钟内有无活动、进食、服药等影响体温准确性的因素存在。

（4）物品准备：治疗盘、体温计容器2个（已消毒容器放置已消毒的体温计，未消毒容器放置测温后的体温计）、毛巾、记录单、笔、秒表、速干手消毒液等；检查各用物的有效期、性能等，使其处于完好备用状态。

2. 沟通

（1）携用物进入老年人房间，将用物放在床头桌上。

（2）核对老年人的情况，确认该老年人需要测量体温。

（3）向老年人解释体温测量的目的，以取得配合。

3. 腋下测量操作方法

（1）为老年人安置舒适体位。

（2）解开老年人的衣领扣子。

（3）取毛巾擦干老年人腋下的汗液。

（4）取体温计，确认体温计的水银柱在 35.0 ℃ 以下，将体温计放于老年人的腋窝处，并紧贴皮肤。嘱老年人夹紧上臂，或协助老年人屈臂过胸夹紧体温计。

（5）10 分钟后，取出体温计，查看度数。测量结束，视情况告知老年人测量结果。

4. 整理

（1）将体温计的水银柱甩至 35.0 ℃ 以下，再放入未消毒容器内。

（2）为老年人系上衣领扣子，协助老年人取舒适体位，必要时盖好被子，并感谢老年人的配合。

（3）用速干手消毒液洗手，必要时摘口罩，再记录测量结果。

（4）携用物离开房间，在处置室将体温计放于 75% 的酒精或其他消毒液中浸泡，30 分钟后取出用清水冲洗，擦干后放入清洁、干燥的容器中备用，毛巾洗净后晾干备用。

5. 记录

（1）及时将测量结果记录在记录单上。

（2）测量结果若有异常，立即报告医务人员，视情况告知老年人的家属。

二、用水银体温计为老年人测量体温的注意事项

（1）腋下出汗多、腋窝皮肤异常、过度消瘦、烦躁不安的老年人不宜采用腋下测温法。

（2）应避免影响体温测量的各种因素，否则可能获得错误的测量结果。若测温前有进食、冷热敷、沐浴、运动等情况，应休息 30 分钟后再测量；测量体温前，应确认体温计的水银柱在 35.0 ℃ 以下；测量体温时，应擦干腋下汗液，并使体温计紧贴腋窝皮肤。

（3）甩体温计时勿触及周围物品，以免损坏体温计。如不慎损坏体温计，应妥善处理，防止泄漏的水银污染皮肤和周围环境。

（4）体温计使用后，应进行常规消毒处理，防止交叉感染。

三、用电子体温计为老年人测量体温操作流程

1. 工作准备

（1）环境准备：室内环境整洁、安全，房间温湿度、光线适宜。

（2）照护员准备：着装整洁，清洗双手，必要时戴口罩。

（3）老年人准备：评估老年人的意识状态、合作程度、测量部位皮肤情况等；老年人在 30 分钟内有无活动、进食、服药等影响体温准确性的因素存在。

（4）物品准备：治疗盘、电子体温计、记录单、笔、速干手消毒液等；检查各用物的有效期、性能等，使其处于完好备用状态。

2. 沟通

（1）携用物进入老年人房间，将用物放在床头桌上。

（2）核对老年人的情况，确认该老年人需要测量体温。

（3）向老年人解释体温测量的目的，以取得配合。

3. 操作方法

（1）为老年人安置舒适体位，整理前额头发，避免额头正中被头发遮掩。

（2）取电子体温计，按测量键开机，显示屏亮后体温计进入待测状态。

（3）嘱老年人保持头部不动，将体温计的感应端对准老年人的额头正中、距额头3~5 cm并保持垂直，显示测量数据后，建议用同样的方法再重复测量两次，以最高的一次数据作为测量结果。测量结束，视情况告知老年人测量结果。

4. 整理

（1）将电子体温计放回治疗盘，不能自动关机的应手动关机。

（2）协助老年人取舒适体位，必要时盖好被子，并感谢老年人的配合。

（3）用速干手消毒液洗手，必要时摘口罩，再记录测量结果。

（4）携用物离开房间，如电子体温计有污染，应用棉签蘸取75%的酒精擦拭干净后备用。

5. 记录

（1）及时将测量结果记录在记录单上。

（2）测量结果若有异常，立即报告医务人员，必要时告知老年人的家属。

四、用电子体温计为老年人测量体温的注意事项

（1）应避免影响体温测量的各种因素，否则可能获得错误的测量结果。不可在电风扇、空调直吹和太阳光直晒老年人的情况下测量体温；若测温前有进食、冷热敷、沐浴、运动等情况，应休息30分钟后再测量。

（2）部分电子体温计同时具有测量体温和物体表面温度的功能，在测温前应确认体温计处于体温测量模式。

（3）电子体温计有污染时，应进行常规消毒处理，防止交叉感染。

五、为老年人测量脉搏操作流程

1. 工作准备

（1）环境准备：室内环境整洁、安全，房间温湿度、光线适宜。

（2）照护员准备：着装整洁，清洗双手，必要时戴口罩。

（3）老年人准备：评估老年人的意识状态、合作程度、测量部位皮肤情况等；老年人在30分钟内有无活动、情绪激动、进食、服药等影响脉搏准确性的因素存在；有无安

装起搏器等。

（4）物品准备：治疗盘、记录单、笔、秒表、速干手消毒液等，必要时备听诊器；检查各用物的有效期、性能等，使其处于完好备用状态。

2. 沟通

（1）携用物进入老年人房间，将用物放在床头桌上。

（2）核对老年人的情况，确认该老年人需要测量脉搏。

（3）向老年人解释测量脉搏的目的，以取得合作。

3. 操作方法

（1）协助老年人取卧位或坐位，手臂放于舒适的位置，露出手腕，手腕伸展、放松，掌面朝上。

（2）将食指、中指、无名指的末节指腹按压在老年人的手腕外侧的桡动脉处。

（3）一般情况下测量30秒，测得的数值乘以2即得脉率。若发现老年人的脉搏有异常情况，应测量1分钟。若脉搏细弱无法测量清楚时，可将听诊器放在老年人的左侧胸部心尖位置（左锁骨中线与第五肋间隙交叉点内侧1~1.5 cm）听心率1分钟。测量结束，视情况告知老年人测量结果。

4. 整理

（1）协助老年人取舒适体位，必要时盖好被子，并感谢老年人的配合。

（2）用速干手消毒液洗手，必要时摘口罩，再记录测量结果。

5. 记录

（1）及时将测量结果记录在记录单上。

（2）测量结果若有异常，立即报告医务人员，视情况告知老年人的家属。

六、为老年人测量脉搏的注意事项

（1）应避免影响脉搏测量的各种因素，否则可能获得错误的测量结果。若测量脉搏前有活动、情绪波动、进食、服药等情况，应休息30分钟后再测量。

（2）为偏瘫老年人测量脉搏，应选择健侧肢体测量。

（3）测量脉搏时，手指按压力度应适当，以能清楚测得脉搏为宜。

（4）不可用拇指测量脉搏，因拇指小动脉搏动明显，易与老年人的脉搏混淆。

七、为老年人测量呼吸操作流程

1. 工作准备

（1）环境准备：室内环境整洁、安全，房间温湿度、光线适宜。

（2）照护员准备：着装整洁，清洗双手，必要时戴口罩。

（3）老年人准备：评估老年人的意识状态、合作程度、身体情况等；老年人在30分钟内有无活动、情绪激动、进食、服药等影响呼吸准确性的因素存在。

（4）物品准备：治疗盘、记录单、笔、秒表、速干手消毒液等，必要时备棉花；检查各用物的有效期、性能等，使其处于完好备用状态。

2. 沟通

（1）携用物进入老年人房间，将用物放在床头桌上。

（2）核对老年人的情况，确认该老年人需要测量呼吸，注意避免引起老年人紧张。

（3）向老年人解释测量呼吸的目的，以取得配合。

3. 操作方法

（1）协助老年人取卧位或坐位。

（2）将手放在测量脉搏的部位，以分散老年人的注意力，使其保持自然呼吸状态。

（3）用眼观察老年人的胸腹部起伏情况（一起一伏为一次呼吸），同时观察呼吸的形态、节律、深度、音响及有无呼吸困难等。

（4）一般情况下测量30秒，测得的数值乘以2即得呼吸频率。若发现老年人的呼吸有异常情况，应测量1分钟。若呼吸微弱无法测量清楚时，应将少许棉花放在老年人的鼻孔前，观察棉花被吹动的次数，观察时间为1分钟。测量结束，视情况告知老年人测量结果。

4. 整理

（1）协助老年人取舒适体位，必要时盖好被子，并感谢老年人的配合。

（2）用速干手消毒液洗手，必要时摘口罩，再记录测量结果。

5. 记录

（1）及时将测量结果记录在记录单上。

（2）测量结果如有异常，立即报告医务人员，视情况告知老年人的家属。

八、为老年人测量呼吸的注意事项

（1）应避免影响呼吸测量的各种因素，否则可能获得错误的测量结果。若测量呼吸前有活动、情绪波动、进食、服药等情况，应休息30分钟后再测量。

（2）因呼吸受意识控制，所以在测量过程中应将手放在测量脉搏的部位，分散老年人的注意力，使其保持自然呼吸状态，以保证测量结果的准确性。

（3）老年人呼吸微弱无法测量清楚时，应借助棉花进行测量，并将测量结果立即报告医务人员和老年人的家属。

九、为老年人测量血压操作流程

1. 工作准备

（1）环境准备：室内环境整洁、安全，房间温湿度、光线适宜。

（2）照护员准备：着装整洁，清洗双手，必要时戴口罩。

（3）老年人准备：评估老年人的意识状态、合作程度、测量部位皮肤情况等；老年人在 30 分钟内有无活动、紧张、恐惧、服药等影响血压准确性的因素存在。

（4）物品准备：治疗盘、血压计、听诊器、记录单、笔、速干手消毒液等；检查各用物的有效期、性能等，使其处于完好备用状态。

2. 沟通

（1）携用物进入老年人房间，将用物放在床头桌上。

（2）核对老年人的情况，确认该老年人需要测量血压。

（3）向老年人解释测量血压的目的，以取得配合。

3. 肱动脉测量操作方法

（1）协助老年人取坐位或平卧位，手臂（肱动脉）与心脏位于同一水平，即：坐位时平第四肋软骨，平卧位时平腋中线。

（2）协助老年人卷袖或脱袖（一般选择右上肢），露出上臂，肘部伸直，手掌向上，自然放置。

（3）打开血压计，垂直、稳妥放置，开启水银槽开关，使血压计的"0"点与肱动脉位于同一水平。

（4）取血压计袖带，驱尽袖带内的空气，平整地缠于老年人的上臂中部，袖带下缘距肘窝 2~3 cm，松紧度以能插入一指为宜。

（5）取听诊器，将胸件用手捂热后，放于肱动脉搏动最明显处，并用一手的食指和中指适当固定，另一手将耳塞放入双耳，然后握充气球并关闭气门开关，匀速充气至肱动脉搏动消失后再升高 20~30 mmHg。

（6）逐渐打开充气球气门开关，缓慢放气（速度以每秒水银柱下降 4 mmHg 为宜），双眼应平视水银柱到达的刻度，同时注意肱动脉搏动声音的变化。

（7）听到第一声搏动音时，水银柱所指的刻度为收缩压，随后搏动音逐渐减弱，当搏动音突然明显变弱或消失时，水银柱所指的刻度为舒张压。

4. 整理

（1）测量结束，解开血压计袖带，将血压计妥善放于床旁桌上。

（2）协助老年人放下衣袖或穿袖，取舒适体位，必要时盖好被子，并感谢老年人的配合。

（3）驱尽袖带内的空气，关闭充气球的气门开关，整理好袖带放入血压计盒内。

（4）将血压计盒右倾 45°，使水银全部流回槽内，关闭水银槽开关，盖上盒盖。

（5）用速干手消毒液洗手，必要时摘口罩，再记录测量结果。

（6）携用物离开房间，如血压计有污染情况，应用纱布块蘸取 75% 的酒精擦拭干净后备用。

5. 记录

（1）及时将测量结果记录在记录单上。

（2）测量结果若有异常，立即报告医务人员，视情况告知老年人的家属。

十、为老年人测量血压的注意事项

（1）应避免影响血压测量的各种因素，否则可能获得错误的测量结果。测量血压前，如有活动、紧张、恐惧、服药等影响因素存在，应休息 30 分钟后再测量；

（2）血压计应定期送相关单位检测、校对，准备用物时，应注意检查血压计及听诊器各部件是否处于完好状态。

（3）对于需要密切观察血压的老年人，测量血压应做到"四定"：定时间、定部位、定体位、定血压计。

（4）为偏瘫老年人测量血压，应选择健侧肢体测量。

（5）发现血压听不清或异常时，应再次测量。再次测量时，先驱尽袖带内的空气，待水银柱降至"0"点，嘱老年人休息片刻后再测量，一般测量 2~3 次，以最低的一次数据作为测量结果，必要时行双侧对照测量。测量结束，视情况告知老年人测量结果。

十一、用血糖仪为老年人测量血糖操作流程

1. 工作准备

（1）环境准备：室内环境整洁、安全，房间温湿度、光线适宜。

（2）照护员准备：着装整洁，清洗双手，戴口罩。

（3）老年人准备：评估老年人的意识状态、合作程度、测量部位皮肤情况等；是否有进食等影响血糖准确性的因素存在，若已进食，应进食 2 小时后再测量。

（4）物品准备：治疗车、治疗盘、无菌棉签、皮肤消毒剂或 75% 酒精、一次性采血针、血糖仪、血糖试纸、一次性乳胶手套、记录单、笔、速干手消毒液、锐器盒、医疗废物垃圾桶、一般垃圾桶等；检查各用物的型号、有效期、性能等，使其处于完好备用状态。

2. 沟通

（1）携用物进入老年人房间，将用物放在床头桌上。

（2）核对老年人的情况，确认该老年人需要测量血糖。

（3）向老年人解释测量血糖的目的，以取得合作。

3.快速血糖监测操作方法

（1）协助老年人取坐位或卧位，手臂放于舒适的位置（肢端血液循环不良的老年人，可协助其下垂手臂5~10秒），露出手部，手掌伸展、放松，掌面朝上。

（2）戴一次性乳胶手套。

（3）用皮肤消毒液（或取棉签蘸75%酒精）消毒采血部位（一般为手指末节指腹），自然待干。

（4）将血糖试纸插入血糖仪中，取下一次性采血针的针帽，将采血针压在采血部位上（手指末节指腹两侧均可），待血液自然流出后，必要时用无菌棉签弃去第一滴血液，再将血糖仪平放并使血糖试纸充分吸取血液，等待血糖仪出监测结果。监测完毕，读取血糖值，视情况告知老年人监测结果，并取无菌棉签按压采血部位，至不出血为止。

4.整理

（1）测量结束，将血糖试纸取出放入医疗废物垃圾桶内，采血针取出放入锐器盒内，乳胶手套脱下放入医疗废物垃圾桶内。

（2）协助老年人取舒适体位，必要时盖好被子，并感谢老年人的配合。

（3）用速干手消毒液洗手，摘口罩，再记录测量结果。

（4）携用物离开房间，如血糖仪有污染，应用纱布块蘸取75%的酒精擦拭干净后备用。

5.记录

（1）及时将测量结果记录在记录单上。

（2）测量结果若有异常，立即报告医务人员，视情况告知老年人的家属。

十二、用血糖仪为老年人测量血糖的注意事项

（1）应避免影响血糖测量的各种因素，否则可能获得错误的测量结果。测量血糖前，若已进食，应进食2小时后再测量。

（2）血糖仪应定期送相关单位检测、校对，测量血糖前，应注意检查血糖仪是否处于完好状态。

（3）准备血糖仪和血糖试纸时，应确认血糖仪和血糖试纸完全匹配。

（4）为保证测量结果的准确性，应待采血部位的酒精干透后才实施采血，采血时应使试纸测试区完全变成红色。

（5）采血过程中，应严格遵守无菌技术操作原则和消毒隔离制度，防止交叉污染发生。

【实践思考】

（1）如何保证生命体征、血糖测量结果的准确性？

（2）生命体征、血糖测量结果异常时，如何告知老年人并避免对其产生不良影响？

【技能工单】

技能名称	体征监测	学时		培训对象	
学生姓名		联系电话		操作成绩	
操作设备		操作时间		操作地点	
技能目的	1. 能运用生命体征监测的知识和技能，为老年人监测生命体征。 2. 能运用血糖监测的知识和技能，为老年人监测血糖。				
技能实施	准备	1. 2. 3.			
	操作流程	1. 2. 3. 4. 5. 6. 7.			
	整理用物	1. 2.			
	自我评价				
教师评价					

【活页笔记】

技能名称	体征监测	姓名		学号	
实践要求	结合技能实施流程，开展实践练习。3人进行体征监测的模拟操作，1人扮演老年人，1人进行模拟操作，1人观察记录。完成后再交换角色实践练习。				
实践心得体会					
反思与改进					
教师评价					

教学视频

技能 28
用药照护（SN-28）

【技能目标】

知识目标

（1）掌握老年人用药的方法、风险及防范措施、操作流程和注意事项。

（2）熟悉老年人用药后的观察要点。

（3）了解老年人用药的其他知识。

能力目标

（1）能运用口服药物的知识和技能，协助老年人口服药物。

（2）能运用注射胰岛素的知识和技能，为老年人注射胰岛素。

（3）能运用外用眼耳鼻药物的知识和技能，为老年人外用眼耳鼻药物。

（4）能运用雾化吸入的知识和技能，为老年人做雾化吸入。

素质目标

（1）在操作过程中，注重人文关怀，充分尊重、关心和爱护老年人。

（2）在操作过程中，具有严谨求实、认真细致的工作作风，严格执行查对制度，严格遵守操作规程、消毒隔离制度和无菌技术操作原则。

【相关知识】

一、老年人口服药物的照护

1. 老年人口服药物的方法

（1）口含及舌下含服片剂。协助老年人服用口含片，如西瓜霜润喉片、草珊瑚含片等时，应告知老年人只能在口腔内含化，不可咀嚼和吞咽，含服中及含服后不可立即饮用液体，以免影响药效；服用舌下含服片，如硝酸甘油片等时，应将药片放于老年人的舌下，并告知老年人闭合嘴唇，利用唾液使药片溶解。

（2）口服片剂。口服无特殊要求的片剂，应协助老年人将完整的药片用温开水送服到胃内。部分药品不宜用温开水送服，应根据药品说明书指定的方法服用，以免影响药效。若老年人吞服非控释片剂有困难，应将药物研碎、用水溶解后再服用。

（3）口服胶囊。胶囊是将药物填装在空心硬质胶囊中，或密闭于弹性软质胶囊中制成的药剂，该制法可掩盖药物不良气味及提高药物稳定性。口服胶囊，应协助老年人将整粒胶囊用温开水送服到胃内，不要破坏胶囊，以免影响药效。

（4）口服溶剂。口服糖浆类溶剂，如复方甘草合剂、蜜炼川贝枇杷膏等时，应直接服用，以利于药物在黏膜表面形成保护膜。不宜用温开水送服，以免影响药效。

2. 老年人口服药物后的主要观察要点

（1）呼吸系统疾病用药后的主要观察要点：观察老年人的咳嗽、咳痰、咯血、呼吸困难、胸闷、气短、发绀、鼻痒、流涕、喷嚏等情况是否好转；痰液的颜色、性状、气味及量的变化情况；体温变化情况等。

（2）循环系统疾病用药后的主要观察要点：观察老年人的心律失常、胸痛、胸闷、心悸、呼吸困难、水肿、疲乏无力等情况是否好转；心率、脉搏、血压的变化情况；有无多语、幻听、幻视、恶心、呕吐、心律失常等洋地黄中毒症状；有无头晕、晕厥等体位性低血压症状；必要时观察并记录 24 小时尿量或出入量。

（3）消化系统疾病用药后的主要观察要点：观察老年人的恶心、呕吐、呕血、便血、腹痛、腹泻、便秘、黄疸等情况是否好转；口渴、皮肤干燥、尿少等脱水症状是否好转；必要时观察并记录 24 小时出入量。

（4）泌尿系统疾病用药后的主要观察要点：观察老年人的异常排尿，排尿次数增多或减少、尿多、尿少、无尿、尿液颜色异常等情况是否好转；尿频、尿急、尿痛及血尿等症状是否好转；必要时观察并记录 24 小时出入量或尿量。

（5）神经系统疾病用药后的观察要点：观察老年人的意识障碍、头晕、头痛、恶心、呕吐、抽搐、视力下降、肌力减退、语言表达障碍等情况是否好转；必要时观察并记录瞳孔变化情况。

（6）内分泌系统及代谢疾病用药后的主要观察要点：观察老年人服用降糖药后有无心悸、冷汗、头晕、意识障碍等低血糖反应；服用治疗代谢疾病的药物后，突眼、毛发异常等身体外形异常和情绪变化是否好转。

（7）血液系统疾病用药后的主要观察要点：观察老年人的贫血症状，如头晕、耳鸣、疲乏无力和活动后心悸、气短等是否好转；皮肤瘀点、瘀斑和消化道出血等情况是否好转。

（8）风湿性疾病用药后的主要观察要点：观察老年人的四肢、关节和脊柱的疼痛、肿胀、僵硬及活动受限等情况有无好转。

3. 老年人口服药物的风险及防控措施

口服药的剂型种类繁多，每位老年人的身体状况及用药情况各不相同，因此老年人口服药物存在一定的风险。照护人员应按照药品说明书及医嘱协助老年人正确用药，及时发现用药安全隐患并采取防控措施，以发挥药物的最大疗效，保证老年人的用药安全。

（1）药物毒副作用和不良反应的防控。随着年龄的增加，老年人的药物代谢、排泄功能逐渐减退，药物易在体内蓄积，并产生毒副作用或不良反应。照护人员应掌握老年人常用药物的作用及副作用，协助老年人服药后应注意观察用药后的反应，若发现异常情况应立即报告医生并协助处理。

（2）用药错误的防控。一方面，大部分老年人患有两种或两种以上疾病，用药比较复杂。照护人员应向医生详细了解老年人的患病史、用药史，协助老年人服药时，要认真细致地查对医嘱，保证药名、剂量、方法等准确无误。另一方面，随着年龄的增加，老年人的智力、视力、听力、运动能力逐渐减退，口服药物时存在多服、少服、漏服、重复服、错服、滥服等用药错误风险。照护人员应对老年人的所有药物进行集中、统一管理，并严格按照医嘱协助老年人服药到口。

（3）误吸或窒息的防控。意识障碍、智力障碍、吞咽困难等老年人服用口服药时，存在误吸或窒息的风险。照护人员在协助老年人服药前，应充分评估老年人的身体状况及配合程度，若存在误吸或窒息风险，应采取将药物研碎等方法协助服药，必要时报告医生调整给药途径。若老年人在服药过程中发生误吸或窒息，照护人员应立即采取紧急处理措施，同时立即报告医生给予进一步处理。

二、老年人注射胰岛素的照护

胰岛素为降糖药，用于糖尿病的治疗。胰岛素的剂型有多种，常用剂型为注射剂。注射方法主要有皮下注射法、静脉注射法和静脉滴注法，其中皮下注射法是最常用的方法。注射部位主要有腹部、后背、大腿外上侧、臀部外上侧和上臂外侧，其中腹部脂肪厚且药物吸收快，是胰岛素的最佳注射部位。需要长期注射胰岛素的老年人，照护人员应制订轮流交替注射计划，定期更换注射部位。胰岛素的用法、用量等由医生根据老年人的病情和药品说明书而定。由于老年人的身体功能减退，注射胰岛素后易出现低血糖等不良反应，且低血糖的症状不明显或不出现，所以照护人员为老年人注射胰岛素后，应加强血糖监测并注意观察用药后的反应，若出现异常情况应立即报告医生，以个体化地调整胰岛素的用法及用量。

三、老年人眼耳鼻外用药的照护

1. 滴眼剂的使用

滴眼剂是用药物制成的供滴眼用的无菌澄明溶液或混悬液。通过眼部局部使用滴眼剂，预防、诊断和治疗眼部疾病。滴眼剂属于灭菌制剂，直接滴入眼内，经角膜吸收，一旦用错药、药物污染和交叉感染，将给老年人带来一定的身心伤害。因此照护人员为老年人使用滴眼剂时，应特别注意用药安全。应认真核对老年人的身份和医嘱，防止滴错药；应认真检查药品的质量及有效期（一般滴眼剂开封启用后的有效期为4周，特殊滴眼剂开封启用后的有效期以药品说明书为准），防止滴入失效药；应注意手卫生和无菌技术操作原则，防止交叉感染；若需双眼滴药，应先滴健眼、后滴患眼，先滴轻眼、后滴重眼；若需同时使用几种滴眼剂，中间须间隔5~10分钟；部分药液经角膜吸收后可引起心血管和呼吸系统中毒，应注意观察全身反应。滴药完毕，应将滴眼剂瓶盖旋紧，若为新启用的滴眼剂，应在瓶签上注明开瓶日期及时间，再置于通风、阴凉处保存。

2. 眼膏的使用

眼膏是药物与眼膏基质混合制成的半固体无菌制剂，是治疗眼部病变的常用药物。眼膏的药物成分多，且为无菌制剂，因此照护人员为老年人使用眼膏时，应特别注意用药安全。应认真核对老年人的身份和医嘱，防止用错药；应认真检查药品的质量及有效期（一般眼膏开封启用后的有效期为4周，特殊眼膏开封启用后的有效期以药品说明书为准），防止使用失效药；应注意手卫生和无菌技术操作原则，防止交叉感染。滴药完毕，应将眼膏的瓶盖旋紧，若为新启用的眼膏，应在瓶签上注明开瓶日期及时间，再置于通风、阴凉处保存。

3. 滴耳剂的使用

滴耳剂是滴入耳道内的液体制剂，是治疗耳道感染或疾患的常用药物，但耳聋、耳道不通、耳膜穿孔的老年人不宜使用。滴药前，照护人员应用无菌棉签将老年人耳道内的分泌物擦拭干净。滴药时，应将药瓶放在手中捂热使其接近体温，再摇匀后滴入，以免引起眩晕等不适。滴耳剂的用法、用量等由医生根据老年人的病情和药品说明书而定。滴药后注意观察有无刺痛或灼热感等反应，若出现异常情况应立即报告医生。

4. 滴鼻剂的使用

滴鼻剂是一种液体制剂，主要用于急慢性鼻炎和鼻旁窦炎的治疗。滴药前，照护人员应协助老年人将鼻腔内的分泌物清除干净。滴药时，应嘱老年人先吸气，再后仰头部，使药液到达较深部位，从而提高药效。滴鼻剂的用法、用量等由医生根据老年人的病情和药品说明书而定。滴药后，嘱老年人仰卧1~2分钟，若药液流入口腔，应协助老年人吐出药液并漱口。患高血压、闭角型青光眼、冠心病、甲亢的老年人应慎用血管收缩剂类滴鼻液。

四、老年人雾化吸入的照护

雾化吸入是利用雾化装置将药液形成气雾喷出，通过鼻或口腔吸入呼吸道，从而预防或治疗呼吸道疾病的给药方法。其主要作用包括治疗呼吸道感染、解除气管痉挛、稀化痰液并帮助祛痰等。雾化吸入药物具有起效快、用药量小等优点，在老年人呼吸道疾病的预防和治疗中广泛应用。雾化吸入方法主要包括雾化泵氧气雾化吸入和超声雾化吸入。照护人员为老年人实施雾化吸入时，应特别注意用药安全。应认真核对老年人的身份和医嘱，防止用错药；应认真检查药品、雾化吸入管道的质量及有效期，防止使用失效的药品及物品；应注意手卫生和消毒隔离制度，防止交叉感染；雾化吸入过程中及结束后应注意观察有无不良反应，若出现异常情况应立即报告医生。

【技能导入】

刘爷爷，72岁，有高血压、糖尿病、肺气肿、白内障、老年痴呆病史，入住某养老机构1年来，一直遵医嘱使用降压药、降糖药和滴眼药。近几日，刘爷爷又出现了咳嗽、痰液咳不出来的情况。请照护人员遵医嘱协助刘爷爷口服降压药、注射胰岛素、滴眼药水并行雾化吸入。

【技能分析】

一、主要健康问题

（1）需口服药和注射胰岛素：与高血压、糖尿病、老年痴呆等疾病有关。

（2）需用眼药水和雾化吸入：与白内障和咳嗽、痰液咳不出来等有关。

二、制订训练方案

针对刘爷爷的身体情况，为其制订用药的照护方案。

三、需要注意的问题

制订照护方案时考虑到老年人的全身情况、局部情况以及特殊情况，考虑安全风险的规避、操作的有效性和自主功能的发挥。

【技能实施】

一、为老年人使用眼耳鼻外用药操作流程

1. 工作准备

（1）环境准备：室内环境整洁、安全，房间温湿度、光线适宜。

（2）照护员准备：着装整洁，清洗双手，必要时戴口罩。

（3）老年人准备：评估老年人的意识状态、合作程度、眼耳鼻部的清洁、皮肤及通畅度等情况。

（4）物品准备：治疗盘、根据医嘱准备眼耳鼻外用药物（滴眼剂、眼膏、滴耳剂、滴鼻剂）、漱口杯（内盛温开水）、无菌棉签、医嘱单、治疗卡、记录单、笔、速干手消毒液等；检查并核对药品及用物的名称、剂量、浓度、质量、有效期等。

2. 沟通

（1）携用物进入老年人房间，将用物放在床头桌上。

（2）核对老年人的情况，确认老年人需要使用眼耳鼻外用药，包括药物名称、剂量、浓度、用药部位等。

（3）向老年人解释使用眼耳鼻外用药的目的，以取得合作。

3. 操作方法

（1）使用滴眼剂。

①协助老年人取仰卧位，或坐位（头后仰）。

②用无菌棉签轻轻拭去眼角的分泌物。

③摇匀滴眼剂，拧开瓶盖，将瓶盖口向上置于治疗盘内。

④嘱老年人眼睛看向上方，用左手食指前端或棉签轻轻扒拉下眼睑，露出结膜（淡红色部分）。

⑤右手持滴眼剂，在距离老年人眼眶 1~2 cm 处（勿触碰眼部，防止感染），向结膜囊内滴入眼药水 1~2 滴。

⑥嘱老年人闭眼并用手轻压眼内角，缓慢转动眼球，休息 1~2 分钟，期间勿睁眼、眨眼和揉眼。

⑦必要时，用无菌棉签轻轻拭去眼角的药液。

（2）使用眼膏。

①协助老年人取仰卧位，或坐位头后仰。

②必要时，用无菌棉签轻轻拭去眼角的分泌物。

③拧开药膏瓶盖，将瓶盖口向上置于治疗盘内。

④嘱老年人眼睛看向上方，用左手食指前端或棉签轻轻扒拉下眼睑，露出结膜（淡红色部分）。

⑤右手持药膏，在距离老年人眼眶 1~2 cm 处（勿触碰眼部，防止感染），由外侧向内侧，向结膜囊内均匀挤入药膏。

⑥嘱老年人闭眼，缓慢转动眼球，休息 1~2 分钟，期间勿睁眼、眨眼和揉眼。

⑦必要时，用无菌棉签轻轻拭去眼角的药膏。

（3）使用滴耳剂。

①协助老年人取健侧卧位，或坐位头偏向健侧，使患侧耳部朝上。

②必要时，用无菌棉签轻轻拭去耳道的分泌物。

③将药瓶放在手中捂热使其接近体温，拧开瓶盖，将瓶盖口向上置于治疗盘内。

④用一手将老年人的耳郭向后上方轻轻牵拉，使耳道变直，用另一手持药瓶，掌跟轻置于耳旁，将药液滴入耳内 3~5 滴。

⑤协助老年人用手按压耳屏，使药液充分浸润耳道，休息 5~10 分钟。

（4）使用滴鼻剂。

①协助老年人取仰卧位（肩下垫枕），或坐位头尽量向后仰。

②必要时，用无菌棉签轻轻拭去鼻腔的分泌物。

③摇匀滴鼻剂，拧开瓶盖，将瓶盖口向上置于治疗盘内。

④右手持滴鼻剂，在距离老年人鼻孔 1~2 cm 处（勿触碰鼻部），向鼻腔内滴入滴鼻剂 2~3 滴。

⑤嘱老年人保持头部后仰姿势 1~2 分钟，同时缓慢呼吸数次。

⑥若药液流入口腔，应协助老年人吐出药液并漱口。

4. 整理

（1）用药完毕，应将药瓶的瓶盖旋紧，若为新启用的药物，应在瓶签上注明开瓶日期及时间。

（2）协助老年人取舒适体位，必要时盖好被子，并感谢老年人的配合。

（3）用速干手消毒液洗手，必要时摘口罩，再次核对医嘱并在治疗卡上签字。

（4）携用物离开房间，在处置室将漱口杯洗净后晾干备用。将药物置于通风、阴凉处保存，特殊药物按药品说明书保存。

5. 记录

（1）及时将用药情况记录在记录单上。

（2）用药之后如有异常，立即报告医务人员并记录，视情况告知老年人的家属。

二、为老年人使用眼耳鼻外用药的注意事项

（1）用药前应认真核对和检查，避免用错药，避免使用不合格的、过期的药品。

（2）使用滴剂前，应先将药液摇匀。若用滴耳剂，应将药瓶放在手中捂热，使其接近体温后再滴入，以免引起眩晕等不适。

（3）使用药物过程中，应注意手卫生，严格执行无菌技术操作原则和消毒隔离制度，防止交叉感染。

（4）若需双侧用药，应先用健侧、后用患侧，先用轻侧、后用重侧；若需同时使用几种药物，中间须间隔 5~10 分钟。

（5）使用滴眼剂、鼻滴剂后应保持头部后仰姿势 1~2 分钟，使用滴耳剂应保持滴药体位 5~10 分钟，以利于药物吸收。

（6）耳聋、耳道不通、耳膜穿孔的老年人不宜使用滴耳剂，患高血压、闭角型青光眼、冠心病、甲亢的老年人应慎用血管收缩剂类滴鼻液。

三、用雾化泵吸入法为老年人做雾化吸入操作流程

1. 工作准备

（1）环境准备：室内环境整洁、安全（无明火，无易燃品），房间温湿度适宜。

（2）照护员准备：着装整洁，清洗双手，必要时戴口罩。

（3）老年人准备：评估老年人的意识状态、呼吸情况、痰液情况、合作程度和鼻腔、口腔黏膜状态等情况。

（4）物品准备：治疗车、治疗盘、雾化泵、一次性雾化吸入装置（含面罩、口含嘴及连接管道）、根据医嘱准备药液并放入治疗盒内、漱口杯（内盛温开水）、治疗巾或毛巾、纸巾、治疗卡、记录单、笔、速干手消毒液等，医疗废物垃圾桶、一般垃圾桶，必要时备插线板；检查并核对药品及用物的名称、剂量、浓度、给药方法、型号、质量、有效期等；检查雾化泵的性能是否完好。

2. 沟通

（1）携用物进入老年人房间。

（2）核对老年人的情况，确认老年人需要做雾化吸入，并核对药物名称、剂量、浓度、给药方法等。

（3）向老年人解释雾化吸入的目的、方法及配合要点，以取得配合。

3. 操作方法

（1）将雾化泵放在床头桌上，接通电源，并检查机器性能。

（2）协助老年人取坐位或半坐位，并将治疗巾或毛巾铺于颌下。

（3）打开一次性雾化吸入装置，将药液注入雾化杯，将管道与雾化杯、面罩或口含嘴、雾化泵紧密连接。

（4）打开雾化泵开关，根据医嘱调节雾量和治疗时间。

（5）为老年人戴上面罩并固定或置于口含嘴，并指导老年人闭口做深呼吸。

4. 整理

（1）雾化完毕，取下面罩或口含嘴，放入医疗废物垃圾桶中，关闭电源开关。

（2）取下治疗巾，并用纸巾轻轻擦去面部及口鼻部的雾珠，将治疗巾和纸巾放入医疗废物垃圾桶中，协助老年人漱口。

（3）协助老年人取舒适体位，必要时盖好被子，并感谢老年人的配合。

（4）用速干手消毒液洗手，必要时摘口罩，再次核对医嘱并在治疗卡上签字。

（5）携用物离开房间，在处置室将漱口杯、治疗盒洗净后晾干备用。如雾化泵有污染，应用纱布块蘸取 75% 的酒精擦拭干净后备用。

5. 记录

（1）及时将雾化吸入情况记录在记录单上。

（2）雾化吸入之后如有异常，立即报告医务人员并记录，视情况告知老年人的家属。

四、用雾化泵吸入法为老年人做雾化吸入的注意事项

（1）严格执行查对制度及消毒隔离制度。

（2）雾化前，应检查机器性能是否完好，管道连接是否通畅、有无漏气等。

（3）应根据医嘱调节适宜的雾量及吸入时间。

（4）雾化过程中，雾化杯应垂直放置，避免药液倾倒；面罩应罩住口鼻，并指导老年人进行有效的深呼吸，以保证治疗效果；应注意观察老年人的呼吸状况，如有无呛咳、支气管痉挛等不适反应。

（5）雾化结束，及时用纸巾擦净面部及口鼻部的雾珠，防止残留雾滴刺激口鼻皮肤，引起皮肤过敏或受损；协助老年人漱口，防止口腔黏膜发生二重感染。

（6）雾化吸入后，应注意观察老年人的痰液排出是否困难，若痰液不易咳出，应予以拍背协助排痰，必要时吸痰。

【实践思考】

（1）如何保证老年人的用药安全？

（2）如何提高老年人的用药效果？

【技能工单】

技能名称	用药照护	学时		培训对象	
学生姓名		联系电话		操作成绩	
操作设备		操作时间		操作地点	
技能目的	1. 能运用口服药物的知识和技能, 协助老年人口服药物。 2. 能运用注射胰岛素的知识和技能, 为老年人注射胰岛素。 3. 能运用外用眼耳鼻药物的知识和技能, 为老年人外用眼耳鼻药物。 4. 能运用雾化吸入的知识和技能, 为老年人做雾化吸入。				
技能实施	准备	1. 2. 3.			
	操作流程	1. 2. 3. 4. 5. 6. 7.			
	整理用物	1. 2.			
	自我评价				
教师评价					

【活页笔记】

技能名称	用药照护	姓名		学号	
实践要求	结合技能实施流程,开展实践练习。3人进行用药照护的模拟操作,1人扮演老年人,1人进行模拟操作,1人观察记录。完成后再交换角色实践练习。				
实践心得体会					
反思与改进					
教师评价					